はじめに

　2012 年に『超実践　看護スタッフが立てた困った目標の指導どころ　添削事例 20』を上梓させていただいてから、早 9 年が経とうとしています。おかげさまで、全国の実に多くの看護管理者にお読みいただき、ご活用いただきました。この場をお借りして御礼申し上げます。そして、今回、内容を刷新し、新たに目標管理の本をつくりませんかとメディカ出版さんからお話をいただき、前著を大きく加筆・修正した本書を執筆致しました。

　言うまでもなく目標管理制度は、看護管理者にとって有用なマネジメントツールです。組織の成果を上げることができる一方で、スタッフの能力開発・育成にも有用です。全国の病院・看護部に導入された今では、完全に定着したと言ってよいでしょう。2018 年 3 月に改正された認定看護管理者教育課程セカンドレベルの到達目標を見ますと、「組織の理念と看護部門の理念の整合性を図りながら担当部署の目標を設定し、達成に向けた看護管理過程を展開できる」とあります。これは、まさに目標管理のことを指しています。目標管理を使ってのマネジメントは、看護師長クラスの管理者に必須のものであり、使いこなさなければならない、と言ってよいでしょう。

　本書では、前著で好評をいただいたスタッフの目標赤ペン添削事例を、病院看護管理者だけでなく、在宅・介護施設で働く管理者向けの目標も網羅し、トータルで 25 事例に増やしました。また、新たに、組織分析や組織目標についても赤ペン添削ページを掲載しています。前著以上に、内容が充実しておりますので、地域包括ケアシステム時代の看護管理にぜひ、ご活用いただければと思います。

　最後になりますが、今回、企画から刊行するまでご尽力いただいた、株式会社メディカ出版の猪俣久人さんに、心より感謝の意を申し上げます。

2020 年 12 月

河野 秀一

目次

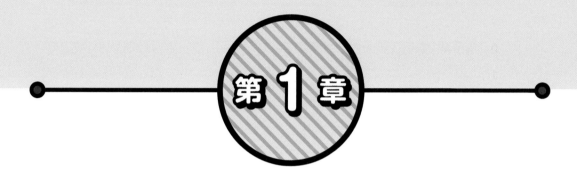

第**1**章

今なぜ
目標管理なのか

① 目標管理制度の意義

　今では、多くの病院・看護部で目標管理制度が行われています。個人の目標管理だけでなく、病院、看護部、病棟という組織においては、目標管理を一歩進め、BSC（バランスト・スコアカード）に進化させている病院も多く見られます。それだけ看護管理者にとっても医療機関にとっても、目標管理制度は極めて普遍的なマネジメントツールになったと言ってよいでしょう。

　そもそも目標管理は、1954 年に経営学者のピーター・ドラッカーが提唱した組織のマネジメントツールです。英語で表すと、Management By Objectives and Self-Control。略して MBO ともいわれ、英語の後半の「and Self-Control」部分が省略され「目標による管理」と訳されて日本で普及しました。しかし、大事なのは、この「and Self-Control」なのです。「Self-Control ＝自己管理＝自主性」とすれば、以下のように考えられます。

職務遂行を本人の自主性に任せる
↓
主体性が発揮される（命令・言われてやるのではない）
↓
結果として大きな成果が得られる

　すなわち、「自分で設定した目標はなんとか達成したい」と思う人間の性質、行動科学に基づいていることがわかります。目標管理制度は「管理者が部下に目標を与え、ノルマとして管理する制度」と誤解している人がときどきいます。しかし、あくまでも自主性を重んじたものが「目標による管理」ですので、注意してください。

　そもそもマネジメントツールということは、目標管理は、組織の「成果・業績」を求めるための「道具」であると考えられます。一方、目標管理は組織や個人の

成果・業績を上げるためのツールではありますが、業績を評価できる機能を持っ
ていることから、一般企業を中心に人事考課ツールとしても使われてきました。
今では一般企業の 7 割以上が、何らかの形で目標管理制度を導入しているといわ
れています。

　一方、病院ではどうでしょうか。日本医療機能評価機構の病院機能評価におい
て、「看護部門で目標が設定され管理されている」という評価項目が掲げられて
以来、一気に普及しました。よって、看護部門で先行的に導入されているケース
が多く、その活用方法はほとんどが「育成ツール」としてです。目標管理を使っ
て、スタッフを育成していったのです（図 1-1）。

② 目標管理が必要とされる背景

　目標管理を提唱したピーター・ドラッカーは、次のように言っています。「今
日必要とされているのは、一人ひとりの強みと責任を最大限に発揮させ、彼らの
ビジョンと行動に共通の方向性を与え、チームワークを発揮させるためのマネジ
メントの原理、すなわち一人ひとりの目標と全体の利益を調和させるマネジメン

図 1-1 ●役割理論と育成ツールとしての目標管理

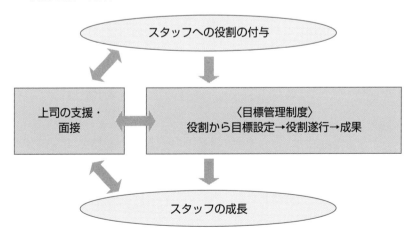

トの原理である。これらのことを可能にする唯一のものが、自己管理による目標管理である」[1]。すなわち、スタッフのマネジメントと組織のマネジメント、両方に活用できるのが目標管理である、と解釈できます。そこで次に、管理者が行う目標管理とスタッフが行う目標管理に分けて見ていきましょう。

1 管理者にとっての目標管理

管理者の役割と責任として考えられるものには大きく分けて2つあります。1つは部署の成果を出すことです。患者満足度や病床稼働率を高め、安全で質の高い看護を提供するというアウトカムが求められます。もう1つはスタッフの育成です。新人が入ってきたら一人前に育て、中堅・ベテランも活性化させて能力を高めていく必要があります。このように、部署の成果とスタッフの育成という2つの課題を一緒に解決できるマネジメントツールこそが目標管理制度であり、このようなツールは他には見あたりません（図1-2）。ここから、目標管理は管理者が使うべき必須のマネジメントツールといえます。

2 スタッフにとっての目標管理

スタッフは年度初めに、さまざまな役割を管理者から与えられます。スタッフが役割を担うと、多くの場合はその役割から当年の個人目標を設定します。仮に

図 1-2 ● 管理者が目標管理を使ってできること

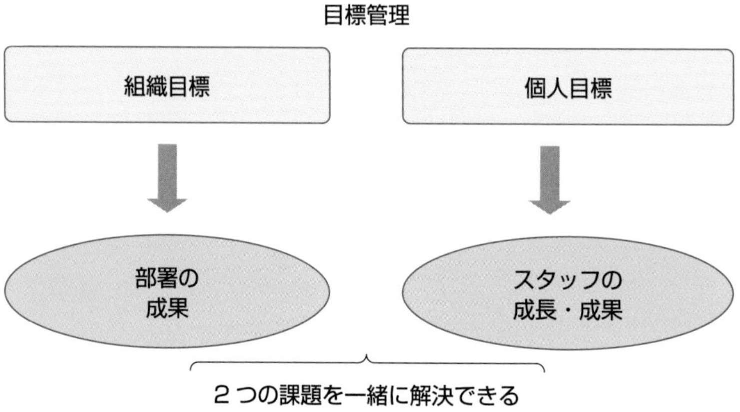

目標管理

```
┌──────────────┐        ┌──────────────┐
│   組織目標    │        │   個人目標    │
└──────────────┘        └──────────────┘
        │                        │
        ▼                        ▼
   ╭─────────╮              ╭─────────╮
   │  部署の  │              │ スタッフの │
   │  成果   │              │ 成長・成果 │
   ╰─────────╯              ╰─────────╯
```

２つの課題を一緒に解決できる

プリセプターという役割を与えられたのであれば、「担当する新人の技術チェックを年度末までに○％クリアする」であったり、「新人Aが12月までに夜勤独り立ちができるようになる」などの成果目標を考えることでしょう。このように役割には必ず成果が期待されるため、目標管理と連動させやすいのです。そして、スタッフは役割からの目標を達成しようとして、1年間がんばります。この1年間のがんばりから能力が開発され、役割を与えられたスタッフの成長につながっていきます。すなわち、目標管理を活用することによって、スタッフは成果と成長の2つの結果が得られるのです。

③ 目標管理制度のエビデンス

　では、そもそも目標管理制度のエビデンスは何かについて考えてみます。基本的には、心理学者のアブラハム・マズローの欲求5段階説、心理・経営学者のダグラス・マグレガーのXY理論によると考えられます。

1 アブラハム・マズローの欲求5段階説（図1-3）

　皆さんも必ず一度は習ったであろう欲求5段階説ですが、下位の欲求、すなわち生理的欲求・安全の欲求・所属の欲求は、日本の医療機関に勤務する看護師であれば、ほぼ満たされているのではないでしょうか？　組織管理の観点からいえば、下から4番目の自我の欲求の段階を満たすことが大きなポイントとなります。自我の欲求は2つに分かれます。1つ目は仕事の遂行や達成。2つ目は、そのことにより他人から注目され賞賛されることです。すなわち、目標とした業務を達成し、上司や同僚から認められたいという欲求といえます。このことから、目標管理のエビデンスの1つは、まさにこの自我の欲求にあるといってよいでしょう。

　最上位の自己実現の欲求は、あるべき自分になりたいという欲求です。看護師に置き換えれば、当年度の目標を達成し、さらにキャリアアップして「なりたい

看護師像」「あるべき自分の将来像」という長期目標を達成したいという欲求といえるでしょう。この自己実現の欲求も目標管理のエビデンスの1つとなります。

このような人間の持つ「欲求を満たそうとするエネルギー」を、目標管理では活用しているのです。

2 ダグラス・マグレガーの XY 理論

この理論も有名なので、皆さんご存知かと思います。基本的な考え方は、X理論は性悪説、Y理論は性善説をとっています。

▶X理論の人間観…人間は労働嫌いで責任を取りたがらない
　　⇒命令や強制で管理し、目標が達成できなければ懲罰を行う

▶Y理論の人間観…人間は進んで働きたがり、責任を与えられれば進んで問題解決にあたる
　　⇒自主管理を中心に動機づけを行う

近代経営においてはY理論をとる、というのがマグレガーの考えです。同様に、

図 1-3 ● アブラハム・マズローの欲求 5 段階説

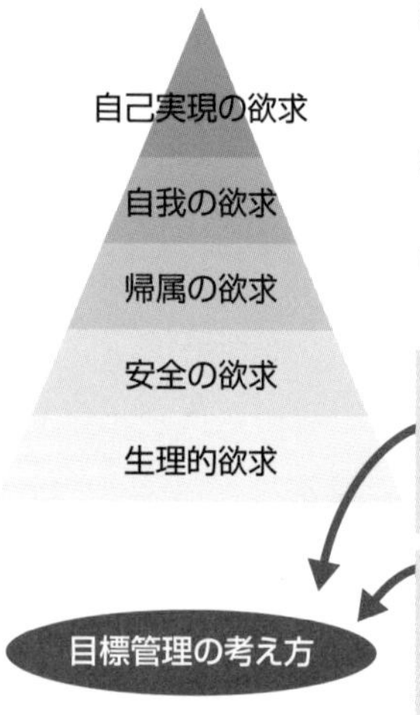

ピラミッド（上から下）：
自己実現の欲求
自我の欲求
帰属の欲求
安全の欲求
生理的欲求

①生理的欲求
空気、水、食べ物、睡眠など、人が生きていくうえで欠かせない基本的な欲求。

②安全の欲求
生命としての基本的な欲求の1つ。生を脅かされないことの欲求。

③帰属の欲求
会社、家族、国家など、あるグループへ帰属していたいという欲求。

④自我の欲求
仕事などを遂行・達成したいという欲求。
自分が集団から価値ある存在と認められ、尊敬されることを求める欲求。承認欲求。

⑤自己実現の欲求
自分の能力、可能性を発揮し、創造的活動や自己の成長を図りたいと思う欲求。目標や夢を持ち、それを達成したい、達成感により満足を得たいという欲求。

目標管理の考え方

目標管理においても Y 理論をベースに考えます。すなわち、人間は仕事が好きで、「目標のために進んで働く」「自我の欲求・自己実現の欲求が満足できれば献身的に目標達成に貢献する」「創意工夫の能力がある」といったものを本来保持している、との考え方です。管理者の責務は、スタッフ各自が目標を達成できる条件や環境をつくり出すことであると考えます。

　目標管理の英文の最後「Self-Control」は、まさに Y 理論の考え方に立っているということがおわかりかと思います。

目標管理制度の運営フロー
──一連のプロセス

　目標管理制度は、目標設定から課題遂行、進捗状況の確認から中間評価、期末評価を経て次年度へつないでいく一連のプロセスがあります。これは、統計学者・経営コンサルタントのエドワーズ・デミングが考えたとされる PDCA サイクルに合致しています。目標管理制度の運用は、Plan（目標設定）→ Do（パフォーマンスの管理）→ Check（成果評価）→ Action（改善）のサイクルで回していくのです（図 1-4）。

図 1-4 ● 目標管理制度の運営フロー

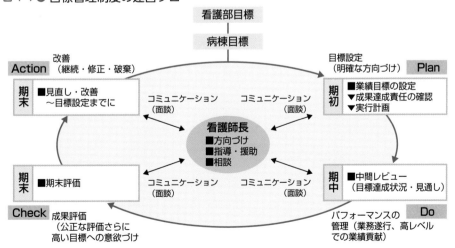

表 1-1 ◉ 一般的な評価基準例

評価	目標達成度
S	目標を大幅に上回って達成した
A	目標を上回って達成した
B	目標通り達成した
C	目標を下回った
D	目標を大きく下回った

　運用にあたって最も留意すべきことは、目標に関して上司と部下がコミュニケーションを密に取ることです。コミュニケーションをベースにして、Plan（目標設定）とDo（パフォーマンスの管理）を実行した結果を本人にフィードバックします。そこから改善すべき点を抽出してさらに高い目標を設定し、業績の向上につなげることで、本人が主体的にマネジメントに関われるようにするのです。

　目標管理制度の評価は、期初に設定した目標の達成度で測ります。平均在院日数や患者満足度といった、結果が数値で表せる定量的な目標であれば比較的評価は簡単なのですが、看護の質を問うような定性的な目標の場合は、結構評価が難しくなります。ここが、「目標管理は難しい」と感じるところなのではないでしょうか。

　運用においては評価基準も重要なポイントです。**表1-1**は、一般的な評価基準の例です。たまたま5段階になっていますが、3段階でも7段階でも構いません。「目標通り達成した」ところが標準です。大幅に達成できるということもあり得るので、その場合のことも考えて段階設定するとよいでしょう。目標管理は業績を測る制度なので100点以上があり得ます。よって、評価基準もそのように設計することが求められます。

　評価者は、「設定した目標に対してどうだったか」を、定めた基準で評価します。逆にいえば、定めた目標が妥当かどうか、レベルが高過ぎる・低過ぎるという調整は評価の段階ではできません。その調整は、目標設定時に評価者である管理者に委ねられているのです。

　目標管理では成果を評価することが目的ですから、極論すればそのプロセスは問いません。がんばっても達成できなければ「目標を下回った」ことになります。がんばった部分は行動評価などのプロセスを測る評価制度で評価するのが原則で

す。能力を発揮しがんばった部分は、目標管理の評価基準にはありません。能力発揮度も目標管理で評価しようとすると、そもそも基準がないため、評価者により恣意的に評価することとなり、評価結果がバラバラになってしまうので注意が必要です。残念ながら世の中には、能力、行動、成果のすべてを評価する評価制度はないのです。

1 目標設定の重要性

　目標管理制度のスタートは、「目標設定」です。この目標設定がすべてのベースとなるため、重要度が極めて高いのです。すなわち、目標との連鎖、進捗管理、評価はすべて、目標設定がしっかりしていないとうまくいきません。逆に、管理者の皆さんから「難しい」と聞くことが多い評価は、目標設定がしっかりしていればとてもスムーズに実施できるのです。

　目標管理制度は、「成果・業績」を上げるためのマネジメントツールであり、求められるのは目標に対する「達成度」であり、「結果そのもの」です。設定する目標は、結果を表す記述であることが求められます。しかし、看護職が設定する目標は、能力を表す「〜できる」の表現で設定しているケースがとても多いのが実態ではないでしょうか。「〜できる」という表現は能力そのものであり、成果・業績を求める目標管理制度において目標にはならない部分です。能力を発揮して、業務を遂行（行動）し、「得られるであろう結果」を目標にしなければなりません。管理者は、スタッフが目標設定で「〜できる」という目標を立ててきたら、表現を変えるよう指導してください。

　何度も言いますが、目標には必ず結果が求められます。「能力」「態度・取り組み姿勢」「行動」は、「成果・業績」に達するまでのプロセスであり、目標にはなりません。表現でいうと「できる」「努める」「する・している」ではなく、「〜という結果になる」「〜という状態にする」としましょう。

　目標管理制度における目標とは、「テーマ」ではなく「ゴール」であると考えます。今年度の目標を「人材育成」とした卒後4年目の看護師の例で考えます。目標が「人材育成」では、どのような人材育成をするのかがわかりません。これはテーマにすぎません。より具体的にゴールを設定する必要があります。例えば、

「プリセプターとして、新人のAさんを……というレベルまで育成する」といった、より具体的な記述が求められます。1年後のゴール時には「どのような状態」にしたいかということを考え、文章で表現するのです。

2 目標管理制度の現状

　目標管理はかなり以前から各病院に導入されていることもあって、今はほとんどの病院で目標管理制度に関する勉強会・研修会・説明会がなされていません。看護部において、現場で実際に運用の中心となるのは看護師長なのですが、看護師長新任時であっても、その中に目標管理の研修があるという病院はまれです。ですから、皆、見よう見まねで、不安を感じつつも、これまでのスタッフのときの経験で指導し、目標設定面談や評価面談をしているのが実態です。目標管理制度という道具があっても、管理者はどう使いこなしていいかわからない、正しい道具の使い方を教えてもらっていない状態といえます。

　目標管理制度は、管理者の役割と責任を果たす上で有効なマネジメントツールです。筆者が知る多くの企業では、毎年の管理者研修で、評価者研修と抱き合わせて目標管理の研修を実施しています。病院・看護部においても、公正・公平な評価、管理者間の目線合わせという観点からも、毎年、管理者・評価者研修として目標管理の研修を実施すべきと考えますが、いかがでしょうか？

引用・参考文献
 1) P.F.ドラッカー. 現代の経営. ダイヤモンド社, 2006. 272.

第2章

目標設定の前に
必要な自組織の分析

① 組織とは何か、管理者の役割とは何か

1 ┊ 組織目標がなければ組織とはいえない

　目標設定はいきなりはできません。まずは自組織の分析が必要です。ここでは分析の話の前に、「組織」について簡単に触れておきます。

　経営学者のチェスター・バーナードは、組織とは「意識的に調整された2人またはそれ以上の人々の活動や諸力のシステム」であると定義しています。そして組織要件の1つに、「共有化された組織目標」をあげています。言うなれば、組織である以上「共有化された組織目標」は必須のものなのです。病棟であれば、組織のビジョンがあって、組織目標があって、さらにその目標が病棟スタッフ全員に共有化されていなければなりません。逆に言えば、目標がない組織は組織とはいえません。ただ集まっただけの烏合の衆なのです。

組織とは？

組織の定義：意識的に調整された2人またはそれ以上の人々の活動や諸力のシステム（チェスター・バーナード）

組織要件：

1. 共有化された組織目標
2. 貢献意欲
3. コミュニケーション（指示命令⇔報告）

---

2 ┊ 管理者の役割は　組織をデザインし目標を達成すること

　組織は生き物です。毎年異動などがあり部署の構成メンバーは変化しますし、病院や看護部から求められるものも変化します。「組織は戦略に従う」は、経営

史学者のアルフレッド・チャンドラーの有名な言葉ですが、戦略に伴って目標が変われば組織も変えるべきなのです。例えば入退院支援が必要になれば、病院管理者は「入退院支援室」を設置します。このように、管理者は、組織を変える、デザインする権限を有しています。

　これは病棟の組織長である看護師長も同様です。さまざまな環境が大きく変化している現在の医療機関において、これまでの組織がいつまでも有効とは限りません。質の高い看護を提供するために、チームナーシングを PNS（パートナーシップ・ナーシング・システム）に変えたところもあるはずです。看護基礎教育の変化に対応して、新人教育の仕組みやルールなどを変えたところもあるでしょう。スタッフの育成を考えて、委員やリーダーなどの役割の任免も毎年実施しているはずです。このように、ストラクチャー・システム・スタッフィングという要素で組織をデザインしながら（図 2-1）、組織目標を達成できるようにマネジメントするのが組織管理者なのです。

　また、さらにもとを正せば、組織にはミッションがあります。そもそもこの組織は何をするためにあるのか、という使命のことです。ミッション、ビジョン、ストラテジーについて、表 2-1 に整理しましたのでご確認ください。

図 2-1 ● 組織のデザイン

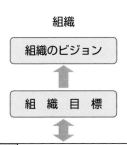

組織デザイン	Structure（ストラクチャー）	組織図として表される組織ユニットとその連関の体系
	System（システム）	組織を動かすためのルールや規則
	Staffing（スタッフィング）	誰をどこに据えるかという具体的な配置

Culture（組織風土）

表 2-1 ● ミッション、ビジョン、ストラテジー

Mission	使命	組織が社会に存在する理由（社会で果たすべき役割は何か）
Vision	将来のあるべき像	組織の望ましい未来図（将来どのようになりたいか）
Strategy	戦略	ビジョンがどのように実現されるかについて、合理的な道筋と詳細な方法を提示するもの

ビジョンの実現には分析が必要

1 管理者に必要な3つの力

　ここからは、自組織の分析についてお話していきます。組織において分析が必要なのは、世の中の環境や部署内の変化が激しいからに他なりません。管理者が病院や自部署を取り巻く環境の変化を常に察知して対応しなければ、マネジメントはうまくできないと言ってよいでしょう。昨年成功したやり方が、今年通用するとは限らないのです。そこで管理者には、「3つの力」が必要と考えられます（図 2-2）。

　まず1つ目は、環境の変化と課題を認知する力、すなわち「課題認知力」です。大きく変わるものもあれば、小さな変化もあります。そこから課題を認知できな

図 2-2 ● マネジメントに求められる3つの力

病院・自部署を取り巻く急激な環境変化に
対応するために必要な3つの能力

1. 環境の変化と課題を認知する力
　　→課題認知力
2. 課題を解決するために戦略を策定する力
　　→戦略立案力
3. 成果を出すために戦略を実行する力
　　→戦略実行力

いと、同じことを繰り返してうまくいきません。2つ目は、課題を解決するために戦略を策定する力、「戦略立案力」です。部署で発生する問題・課題は単純なものばかりではありません。複雑に問題が絡み合っていることのほうが多いはずです。解決するためには道筋を立て、こうすればこうなるという戦略を策定しなければなりません。3つ目は、成果を出すために戦略を実行する力、「戦略実行力」です。いくら戦略を立てても、それを実行できなければ成果にはつながりません。組織構造を考え、仕組みを構築し、誰を中心にして進めるか、組織を再デザインし、動機づけしながらリーダーシップを発揮し、戦略を実行していくのです。

2 ビジョンから現状を評価分析して目標設定する

　看護師長は、管理者として、病棟などの組織長として、部署を任されています。自部署について「こんな看護を提供できる組織にしたい」という思いは、誰しも持っているでしょう。その思いは、まさに「組織ビジョン」です。ビジョンとは「近未来像」のことで、おおむね3～5年後の「あるべき像」「なりたい姿」「目指しているもの」「やりたいこと」などのことです。こんな病棟にしたい、こんなスタッフを育てたいという「夢」であり、「理想の組織像」であり、「未来構想図」ともいえます。一方で、現実の病棟はあるべき像とは大きく異なります。この"理想と現実のギャップ"から、組織目標候補が導き出されます（図2-3）。すなわち、組織にビジョンがあって、そのビジョンを達成するために組織目標が立てられるのです。

　ここで注意すべきは、あくまで「ビジョンと現状のギャップを明確化することから目標設定する」ということです。つまり目標設定をするためには、現在の部署の問題点を抽出することで終わらず、ビジョンから現状を評価分析してギャップを明確化する必要があるということです（図2-4）。単なる問題点の抽出は、分析とはいわず「調査」です。調査とは問題の現状を調べることです。現れていることの事実、情報を詳細に収集するのが調査です。もちろん分析をするためにはできるだけ多くの関連データを集めることが望まれます。しかし分析していますと言いながら、「転倒・転落が多い」など、表面的で目に見える「調査」で終

わっているケースをよく見かけますので注意が必要です。

　現状の調査を行ったら、その結果をもとに原因分析を行います。「問題には必ず原因があるはずだ」という視点に立ち、原因を探っていくのです。探し出した原因には、さらなる原因があるかもしれません。こうして真の原因を探していきます。また、同じ問題が過去の事例にないかを調べることも有効です。

　原因が明確にならない問題や、複雑に原因が絡んだ問題、簡単に解決できない原因のある問題については、さらに分析を行っていきます。関係するさまざまな要素を見つけ出し、問題を整理体系化していくのです。分析方法としてはロジックツリーを利用するとよいでしょう。詳細は成書に譲りますが、ロジックツリー

図 2-3 ● ギャップアプローチ

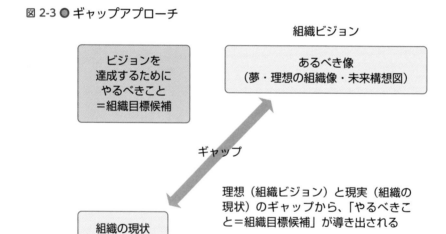

図 2-4 ● ビジョンと現状のギャップを明確化

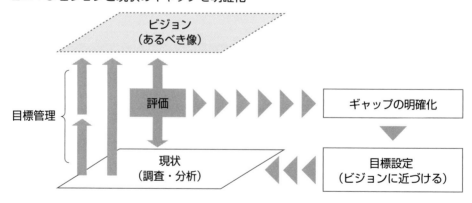

現状の問題点を抽出（調査）して終わりではなく、
ビジョンから現状を評価・調査・分析して目標設定を行う

では縦の要因（原因のさらなる原因＝なぜ）と横の要因（区分の異なる原因＝ほかに）を組み合わせて図解化していきます。

3　目標設定に現状分析・組織分析が必須なわけ

　仮に看護師長が自病棟について、「安全な看護を提供できる部署にしたい」というビジョンを持ったとします。しかし、現実は、転倒・転落や誤薬などのインシデントが多く、なかなか減らなかったとしましょう。ビジョンと現実の間にギャップが生じているといえます。

　看護師長はこのギャップから目標設定するはずです。しかし、このままでは、「転倒・転落、誤薬のインシデントが多い」→「転倒・転落、誤薬のインシデントを減らす」というコインの裏返し的な目標になってしまいます。目標設定には「何を」「どのように」「どの程度の水準まで」の要素が必要です。「転倒・転落、誤薬のインシデントを減らす」という目標は、「何を」は明確ですが、「どのように」と「どの程度の水準まで」が不明確です。「どのように」を明らかにするには、分析して原因を明らかにすることが必須です。また、「どの程度の水準」については、ビジョンが明確でなければ設定できません。

　また、ギャップが大き過ぎる場合、あるいは真の原因が奥深いものについては、戦略を立て、1 年で達成するのではなく、複数年計画を立てて目標を細分化する必要があるかもしれません。そういったことを判断するためにも、現状分析、組織分析は極めて重要なのです。

4　分析が難しい場合は仮説を立ててみる

　ただ、新しいことを行う場合、データが少なく分析が不十分になることがあります。その場合は、論理性を持った仮説を立てることが有効です。

　図 2-5 は「退院調整を成功させたい」というある病棟の事例です。分析しても有効な解決策が出てこなかった場合は、この事例のように「こうするとこうなるのではないか」という仮説を立てて、戦略を立案し、目標達成に結びつけていくことも可能です。目標設定時の「どのように」はさまざまな方法がありますか

ら、「こうするとこうなるのではないか」という仮説立案力は重要です。

③ フレームワークを活用する ～SWOT分析とBSC～

1 医療界でSWOT分析が使われている理由

　組織分析は短時間かつ効果的な方法で行いたいものです。何から・どこから分析するのがよいかを考えるときは、これまで先人たちが開発し世の中で使われているフレームワークを活用することが有効です。

　組織分析のフレームワークは数多く存在しますが、その多くは一般企業向けに考えられたものです。さらにそのほとんどに、「シェアを取る」「競争」の要素が

図 2-5 ● 仮説を立てて目標達成に結びつける

組織のミッション：治療を受けながら地域で生活する患者にあわせた療養を支える

組織のビジョン：入院中だけでなく、退院後の地域を含めた患者の生活の見通しを立てる視点を持ち合わせる

組織目標：退院調整の成功
※成果：平均在院日数短縮、病床稼働率・回転率・患者満足度上昇、看護師育成

戦略：医師・看護師小チーム制医療の実施

仮説：
看護師の行いを承認し、治療について看護師の理解を促す医療従事者の存在があれば、看護師が責任を持ち、看護の視点で患者が地域で生活できる見通しを立てられるのではないか

組み込まれています。シェアや競争について、まず一般企業、例えば食品メーカーで考えてみましょう。仮にビール会社であれば、衣食住の「食」という限られたマーケットの中で、どれだけ自社商品の販売シェアを取るかが極めて重要な目標になります。「この会社のこのビールを買って飲みたい」という購買意欲あおり、競合他社と競争して自社商品が勝つことが求められるため、シェアや競争の要素が入った組織分析が必要でしょう。しかし、今の医療界に、この「シェア」「競争」の要素はどこまで必要でしょうか？

　もちろんまったく必要ないとは言い切れませんが、それより限られた医療資源を地域で効率的に活用するため、各病院が持っている機能を生かし、機能分化しての「連携」が求められています。同じ二次医療圏の中で、急性期や回復期、慢性期といった病院機能を明確にして効率的な医療提供体制をつくろうとしている動きは、皆さんもご存じだと思います。以前のように、1つの病院で患者を超急性期から慢性期、外来まで抱え込むのではなく、患者の病期にあった連携を取るほうが重要とされているのです。実際、診療報酬も紹介や連携に加算がつく形になっています。病院完結型ではなく、地域完結型医療が求められているのです。

　また、超高齢社会で医療の需要がどんどん膨らんでいる今、組織分析においてシェアや競争の観点はあまり必要ないといえます。そうなると、組織分析手法も同様の考え方で選択する必要があります。つまり、シェアや競争の要素のないフレームワークが求められます。そうすると、おのずとシェアや競争の概念のないSWOT分析が選ばれるのです。今の医療界でSWOT分析が標準的に使われているのは、このような理由からです。

2　SWOT分析の基本

● SWOT分析とは

　SWOT分析については、かつて学んだという人も多いとは思いますが、おさらいの意味で整理しておきます。

　まず、「SWOT」という言葉について確認しましょう。Sとは「Strength」のことで、組織の強みを表します。Wは「Weakness」のことで、組織の弱みのことです。このSとWで、組織の「内部環境」を明らかにして分析します。またO

とは、「Opportunity」のことで、機会のことです。機会は自組織にとってチャンスとなる環境のことです。最後のTは「Threat」、すなわち脅威を表します。脅威は自組織に悪影響を与える環境のことです。このOとTで組織の「外部環境」を捉えます。

このように、強み・弱み・機会・脅威といった組織を取り巻く内外の環境を正しく捉えることがスタートとなります。ただ、この4つの分類を正しくできない管理者も結構います。多く見られる間違いを次に示しておきます。

> ▶ 自部署の「計画」を機会に入れている
> ▶ 自部署の「課題」を脅威に入れている
> ▶ 自部署の「弱み」を脅威にしている
> ▶ 強みが感覚的・抽象的過ぎる
> ▶ 強みが管理者の主観、やったことのアピールになっている

もちろん内部環境・外部環境の抽出・分析の前には、組織のミッション、ビジョンを明確にしておく必要があります。そして組織の現状分析をし、課題を抽出して目標を設定するのです。流れとしては図2-6のようになります。

図 2-6 ● SWOT 分析をして部署目標を設定する

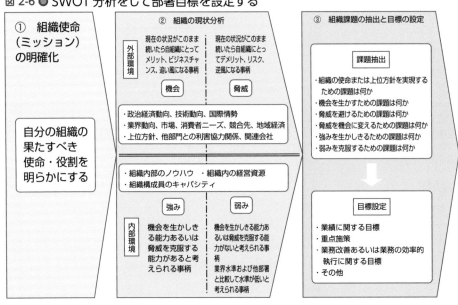

表 2-2 ● SWOT 分析の実施手順

1) 外部環境の抽出・分析（OT：機会・脅威）
2) 内部環境の抽出・分析（SW：強み・弱み）
3) クロス分析：どの内部環境とどの外部環境をクロスさせたのかを明示する
4) 改めて全体を俯瞰する
5) 戦略策定
6) 目標設定

3 SWOT 分析の実施手順

では、どのように SWOT 分析を行うのか、実施手順を確認しておきましょう（表 2-2）。

● 外部環境の抽出・分析

SWOT なので順番に S からいってもよいのですが、あとでクロスさせることを考えると、全体像、世の中の動き、病院・部署といった外の動きを捉えてからのほうが考えやすくなるため、先に外部環境の抽出をするとよいでしょう。

公的保険制度下で運営されている医療機関にとって最も大きな外部環境の変化は、診療報酬の改定といえます。否が応でも診療報酬は 2 年に 1 回改定されます。介護報酬は 3 年に 1 回改定があります。6 年に 1 回は両方が重なりダブル改定の年となります。また、医療法や健康保険法、保助看法、労働法関連など、医療機関や医療専門職、労務管理に関わる法改正は、大小問わず頻繁にあります。その法規に関連した制度改正もあります。さらに法規・制度だけでなく、政治、経済、社会の変化も、サービス業である医療業界にとっては外部環境の変化といえるでしょう。医療機関が立地している地域も、よく見ているとさまざまな変化があります。地域に新しい訪問看護ステーションができた、サービス付き高齢者向け住宅ができた、新しい道路ができたなど、1 年というスパンで見ると実は多くの変化があるのです。また、人口動態、自然環境、医療技術なども変化しているはずです。

このように外部環境と一口にいっても幅広いため、ミクロ環境とマクロ環境に分ける方法もあります。ミクロ環境とは、自部署の業績に直接的に影響を与える外部環境のことをいい、マクロ環境とは、自部署の業績に間接的に影響を与える外部環境のことをいいます。いずれも、自分の力ではどうすることもできないも

のが外部環境に入ります。

　組織の外部という観点でいえば、例えばA病棟にとっては自病院の方向性や看護部からの方針も外部環境となりますので注意してください。外部環境の「機会・脅威」では、自部署ではコントロールできない「制度、動向、患者、他病院などの種々の要因」について、現状の姿と変化を捉えます。自部署でコントロールできるものは「内部環境（強み・弱み）」に入れてください。

　外部環境の変化は、捉え方次第で機会にも脅威にもなる可能性を持っています。オーソドックスに「これは脅威だ」と振り分けたとしても、あとで「機会にもなり得るな」ということがあります。そのようなことが考えられるなら、機会・脅威の両方にあげてもよいのです。

　外部環境については、何も考えないで事実を探すよりも、自部署にとって「チャンスになる事実」「ピンチになる事実」を意識しながら探すと効率がよいと思います。まずは、ミクロ環境を中心に考えていきます。「外部環境がこう変わっているから、うちの部署ではこういうことをすればいいのではないか？」という仮説を立てながら考えるとさらによいでしょう。不要な情報を意図的に落としながら探すと効率的です。

　機会・脅威の数はいくつがよいということはありませんが、あまり多すぎるとクロス分析をするときに大変になります。可能であればそれぞれ10個程度が分析しやすいです。しかし、実際に機会と脅威を抽出してもらうと、意外と10個に届かないことが多くあります。世の中の動きに常に注意していないと外部環境の変化には気づけません。同じ病院であれば1人でやらず、管理者グループで抽出してもよいでしょう。

　抽出したら、次いで外部環境の分析を行います。内部環境もそうですが、SWOT分析といいながら、分析をせずに、変化などの出来事を抽出・列挙して満足し、そこで終わっている管理者を実に多く見かけます。抽出したら必ず変化や傾向を分析する必要があります。例えば次のような点に注目します。

▷**自部署を取り巻く環境の変化を読む**
　→自部署の環境から派生する管理者の役割の変化を整理するために、自部署を取り巻く環境変化の状況を分析し、いろいろな側面で整理する。

▷**経営・管理への影響は何か**
　→環境変化について、その変化は脅威となり得るのか、機会となり得るのかに分類して整理する。変化を客観的に捉えて、脅威に目を向けるばかりでなく、機会にならないか？という見方もしながら分析する。

◉ 内部環境の抽出・分析

　内部環境では、自組織の強み・弱みは何かを客観的に列挙していきます。組織としての強み・弱み（有休取得日数が多い・助け合う風土がある・マニュアルが周知されていないなど）という見方もできますし、経営資源という観点で、「人」「もの」「金」「情報」の切り口でも強み・弱み（スペシャリストが多い、３年目以下の割合が○％など）が抽出できます。強み・弱みの抽出となると何がしかの評価が必要ですが、ここでは他部署との比較、すなわち他部署より優れている・劣っているという相対評価で OK です。スペシャリストが多いなど、人的資源に関わるものは比較的抽出しやすいですが、ある分野に偏ることなく幅広く抽出することが必要です。

　内部環境については、無意識に抽出すると実に数多くの項目が出てきます。特に弱みはたくさんあがります。「これって本当に強み？弱み？」「やっていることを書いているだけでは？」となることもありますので注意してください。内部環境もその後のクロス分析を効率的に行うために、ある程度数を絞ったほうがやりやすいでしょう。絞り方のヒントとしては、上位組織目標（病院の今年度の目標・看護部目標など）を意識して抽出するのがポイントです。例えば、今年、看護部が掲げた「安全」の目標に対して、うちの病棟はここに弱みがあるな、まだまだだなと考えて抽出するのです。これは目標管理制度で重要なポイントである「目標の連鎖」につなげられます。ただし初めは難しいと思いますので、慣れないうちはそのまま全部抽出していただいて OK です。

　強み・弱みが抽出できたら満足してしまう管理者が結構います。ここで一度、しっかり分析をしておきましょう。特に弱みは表面的に表れているものが結構あ

り、分析すると原因が明らかにされます。また、深く掘り下げると、奥底にある真の原因がいろいろな問題を引き起こしていたというケースも少なくありません。ではここで、分析例を 2 つ取り上げます。

● 弱み分析例 1：論理的思考で分析する

「退院支援が期限内にできていない」という弱みを抽出したある病棟の事例で解説します。調査の結果「パスから逸脱し、退院困難となってから退院支援を開始している」という事実が浮かび上がりました。

目の前で起きている出来事は、何かの結果であり、事象にすぎません。分析においては、結果から原因は何かを考えるために論理的思考を行う必要があります。観察やヒアリング、さらに仮説を立てたりして、「なぜなぜ」とその原因を探るのです。そうすると、いろいろなことが明らかになります。この事例においては、「この病棟のスタッフは入院早期から意識して退院支援をしたことがなかった」「スタッフは退院支援をやれとは言われているが、実際にはどのようにすればよいかわかっていなかった」「そもそも当該病棟で適用されているクリニカルパスに退院支援が盛り込まれていなかった」などの事実、原因らしきものが見つかりました（図 2-7）。

ここまで分析することによって、スタッフへの教育やパスの改定など、当該病棟の今年度の目標候補が見えてくるのです。このとき、「退院支援が期限内にできていない」→「退院支援を期限内にできるようにする」と弱みをひっくり返し

図 2-7 ● 「スタッフは退院支援が期限内にできていない」分析例

事実	パスから逸脱し、退院困難となってから退院支援を開始している
原因	スタッフは入院早期から意識して退院支援をしたことがなかった
	スタッフは退院支援を実際どうやっていいかわかっていなかった
	適用されているクリニカルパスに退院支援が盛り込まれていなかった

ても何も見つかりません。いかに分析が重要かがおわかりになると思います。

● 弱み分析例2：ロジックツリーで分析する

　もう1つ事例で見ていきましょう。自部署の弱みとして「新人看護師が定着しない」をあげた例です。この事例においても、定着しないのは結果であり、原因を探る必要があります。ここでは解決策を具体化するために、「そのためにはどうする」という論理的思考に加え、「ほかに」という水平思考も追加して、ロジックツリー（How ツリー）を描いていきます。

　この部署の管理者は、新人看護師が定着しない理由として「新人看護師と先輩看護師の間に安全や看護の質に対する意識のギャップがあった」という原因を突き止めました。この意識のギャップを埋めればよいのではと考え、解決策の具体化として「新人看護師と先輩看護師とがコミュニケーションできるしかけを管理者がつくればよい」と考えたのです。その具体的な方法として、まず「先輩看護師の『大切にしている看護』を新人看護師に向けて語る場を設ける」、ほかにもう1つ「新人看護師は『1年後の私』と題し、なりたい自己の姿についてまとめる」という解決策を導いています（図2-8）。

　「新人看護師が定着しない」という弱みから分析をしないで目標を立てようとすると、「新人が定着するよう指導する」という的外れな目標になりがちです。弱みの抽出をしたら、必ず分析をしてください。

図 2-8 ● 「新人看護師が定着しない」分析例

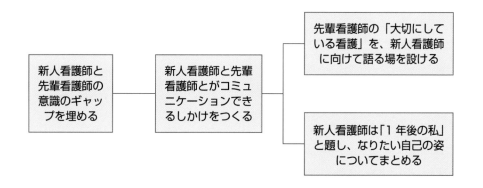

表 2-3 ● SWOT クロス分析：4 つの組み合わせ

組み合わせ	検討するポイント
強み×機会	機会の利用：「強み」によって「機会」を最大限に活用するために取り組むべきことは何か？
強み×脅威	強みの強化：「強み」によって「脅威」による悪影響を回避するために取り組むべきことは何か？
弱み×機会	強みに変えたい弱み：「弱み」によって「機会」を逃さないために取り組むべきことは何か？
弱み×脅威	脅威への対応：「弱み」と「脅威」により最悪の結果となることを回避するために取り組むべきことは何か？

表 2-4 ● SWOT クロス分析：各枠の戦略イメージ

		外部環境	
		Opportunity（機会）	Threat（脅威）
内部環境	Strength（強み）	積極的攻勢	差別化
	Weakness（弱み）	弱点克服・転換	業務改善・撤退

● クロス分析

　外部環境、内部環境を分析したら、次にクロス分析を行います。内部環境で強み・弱みの2つ、外部環境で機会・脅威の2つとそれぞれ2つずつありますから、2×2で4種類のクロス分析が可能です（**表 2-3**、**2-4**）。

　「強み×機会」は、もともと持っている部署の強みを、機会を捉えてさらに強化しようという戦略です。質の高い看護補助者教育を以前から実施していた中で、今年の診療報酬の加算に看護補助者に対する教育が認められたからさらに充実させよう、というイメージです。機会を利用して、「積極的攻勢」をかけようとするのです。

　「強み×脅威」は、脅威が現れたが、自組織の強みを生かして悪影響を回避するためには何をすればよいかを考えます。お産に特徴を持っていてブランド力がある病院が、少子化という脅威に対してさらにブランド力を高め、「差別化」をしていこうという考え方です。

　「弱み×機会」は、部署にある弱みを解決するきっかけとして、外部環境の変化を機会と捉えて強みに「転換」していこうとするものです。誤薬が多いという弱みを持った病棟が、病院の方針である「新薬からジェネリックに大幅切り替え」

を機会と捉え、ジェネリックマニュアル作成や勉強会を開催して、誤薬を減らそうとするイメージです。「弱点克服」といえます。

「弱み×脅威」は、もともとの弱みに、環境の変化でさらに脅威が出現したことによって取るべき行動は何かを考えるものです。お産の減少という弱みに、里帰り出産が増えてきたという脅威が現れたときに、規模縮小などをして「業務改善」で乗り切る、または、思い切って産科病棟を閉鎖するという「撤退」もあり得ます。

このように、特に外部環境の変化を捉えて内部環境をクロスさせていきます。どの内部環境とどの外部環境をクロスさせたのかが明確にわかるよう、記号や番号を用いましょう。かけ合わせは1項目×1項目でなくても構いません。複数の項目が合致するようであれば、関係するものをすべて書き出します。

ではこのSWOTクロス分析について、事例で見ていきましょう。

〈クロス分析用事例〉

　2019年4月、国は「働き方改革関連法」を施行しました。これにより、病院を含めた各事業所職員に、年次有給休暇の5日以上取得が義務づけられました。

　A病院は「時間外勤務の大幅削減」を病院目標として掲げました。また、看護部は「看護の質向上」「地域との連携」「働きやすい職場」を目標に掲げています。

　A病院B病棟は、卒後3年未満のスタッフが40%と多く、眼科・内科を診療科に持ち、平均在院日数が9日と短く、入退院が多い多忙な部署です。昨年度、残業時間が看護部の中でいちばん多く、有給休暇の取得も進んでいませんでした。特に始業時間より早く出勤してくる若手スタッフが多く、かなりの時間外勤務となっています。また、退院支援が必要な患者のカンファレンスも7日以内開催がほとんどできていません。

　加えて、医師が急にIC（インフォームド・コンセント）を行うため、IC実施件数の半分以上、看護師同席ができていない現状がありました。

実は、クロス分析でいちばん取り組みやすいのが「弱み×機会」です。ここでは、この部署の弱みを抽出しながら、機会を捉えて弱点克服するクロスのしかた

について考えてみます。まず、A病院B病棟の機会と弱みを抽出してみます。

〈機会〉

　　a. 働き方改革関連法が施行された

　　b. 年次有給休暇5日取得義務

　　c. 病院目標に「時間外勤務の大幅削減」が掲げられている

　　d. 看護部目標に「看護の質向上」が掲げられている

　　e. 看護部目標に「地域との連携」が掲げられている

　　f. 看護部目標に「働きやすい職場」が掲げられている

〈弱み〉

1.　卒後3年未満のスタッフが40%

2.　時間外勤務が看護部内でいちばん多い

3.　有給休暇の取得が進まない

4.　適時の退院支援カンファレンスがほとんどできていない

5.　看護師IC同席率が50%を切っている

　弱みにはそれぞれ原因があるはずですが、ここでは分析は行わず（本来は分析してください）、ここで抽出された弱みについて、どの機会を捉えて転換できるかなと考えます。

　労働者に対して働き方改革を求めてきたという世の中の変化は、大きな機会です。もともと時間外勤務が多かったり、有給休暇の取得が進まなかったりしていたB病棟ですから、働き方改革関連法はこれらの弱みを転換するよい機会と考えられます。そこでこの機会を捉え、クロスさせて弱みを転換させるのです。クロス分析用事例文の「弱み×機会」から「弱点克服・転換」を導き出したのが図2-9です。すなわち、

・「a. 働き方改革関連法の施行」「c. 病院目標で時間外勤務の大幅削減」という機会を捉えて、部署の時間外勤務を減らす

・「a. 働き方改革関連法の施行」「b. 年次有給休暇5日取得義務」「f. 看護部目標で働きやすい職場が求められている」という機会を捉えて、部署の有給休暇取得率を高める

・「d.e. 看護部目標で看護の質向上と地域との連携が求められている」という機会を捉えて、退院支援カンファレンスの開催率を高める

・「d. 看護部目標で看護の質向上が求められている」という機会を捉えて、看護
　師の IC 同席率を高める

という課題が導き出されるのです。

● あらためて全体を俯瞰する

　機会と脅威、強みと弱みを抽出・分析し、クロス分析をしたうえで、一度全体
を俯瞰するとよいでしょう。関連するところもあれば、重複するところもあるは
ずです。時間軸を意識しながら、今起きていること、今後可能なことを整理しま
す。また、管理者のマネジメントスタイルを変えるだけで達成可能なもの、部署
一丸となって取り組まないといけないものなども整理します。

● 戦略策定

　ここまでのプロセスで、さまざまな組織課題が導き出されたはずです。この段
階で戦略を考え、設定しましょう。ここで意識しなければならないのは「成果」
です。どんな成果を得たいのか、そのためにどのような戦略（何をどのように）
がよいのかを整理します。戦略ツールにはバランスト・スコアカード（BSC）が
ありますが、これは次項で解説します。課題は、教育に関わるもの、業務に関わ

図 2-9 ● A 病院 B 病棟の SWOT クロス分析例

		外部環境
		機会
		a. 働き方改革関連法が施行された b. 年次有給休暇 5 日取得義務 c. 病院目標に「時間外勤務の大幅削減」が掲げられている d. 看護部目標に「看護の質向上」が掲げられている e. 看護部目標に「地域との連携」が掲げられている f. 看護部目標に「働きやすい職場」が掲げられている
	弱み	**弱点克服・転換**
内部環境	1. 卒後 3 年未満のスタッフが 40% 2. 時間外勤務が看護部内でいちばん多い 3. 有給休暇の取得が進まない 4. 適時の退院支援カンファレンスがほとんどできていない 5. 看護師 IC 同席率が 50% を切っている	・時間外勤務を減らす（2×a、c） ・有給休暇取得率を高める（3×a、b、f） ・退院支援カンファレンスの開催率を高める（4×d、e） ・看護師 IC 同席率を高める（5×d）

るものなど、いくつかにグルーピングしておくと整理がしやすくなります。

◉ 目標設定

SWOT クロス分析が終わったら、改めて緊急性や重要性などの順位づけをしながら、当年度の目標を決定していきます。

4 BSC（バランスト・スコアカード）の基本

◉ BSC とは

目標管理制度を実施している病院が、次のステップとして実施することが多いのが、バランスト・スコアカード（Balanced Scorecard：以下 BSC）です。BSC は業績評価を行う有名なフレームワークです。長期的な戦略実行のためのマネジメントシステムといえます。

BSC は、直訳すれば「バランスの取れた評価システム」のことであり、ハーバード・ビジネススクールのロバート・キャプラン教授とコンサルタントのデビッド・ノートンによって開発された手法です。1980 年代、経営環境が激変し、アメリカの主要企業において伝統的な経営システムの破綻がみられていた中で、成功事例と失敗事例の分析をもとに 1992 年に発表した論文が出発点です。

この論文が与えた影響は大きく、多くの企業が当初の「業績評価システム」としての位置づけから、「戦略実行のためのマネジメントシステム」として捉えるようになりました。また、その構造化が優れていたために、「組織のミッションを明確に方向づけし、伝達するシステム」としても有効であると評価され、活用されています。

BSC の特徴は以下の 2 点になります。

〈BSC の特徴〉
▶企業や組織の経営の方向性や戦略を「見える化」するもの
▶経営指標と戦略が整合されている 1 枚の表

BSC では、次の 4 つの視点で業績を評価します（図 2-10）。

①財務の視点（株主にどのような結果を提示しなくてはならないのか）

②顧客の視点（顧客に何を提示しなくてはならないのか）

③内部プロセスの視点（どのプロセスに秀でるべきか）

④学習と成長の視点（どのように学習し、改善するべきか）

　そして、この 4 つの視点がミッション（存在意義、使命）の達成に結びつくよう、お互いの因果関係を明確にしておく必要があります。

　このような視点から業績を評価することにより、「財務の面と直接財務に結びつかない面」「組織の内部からと外部からの評価」「短期的な視点と長期的な視点」「過去の実績と将来への見込み」の 4 点においてバランスのとれた評価が可能になります。

● BSC で戦略マップを描く

　BSC を作成するうえで最も重要なことは、その組織体がそもそも何を目指しているのか、「ミッション」を明確にすることです。ここでの「ミッション」は、「ビジョン・バリュー」を含んでいます。その組織体が目指す、すべきことであり、理念であり、その付加価値です。「ミッション」を実現するために多角的視点から中長期計画を作成し、具体的な短期計画に展開し、個別の計画、すなわち「目標」を作成することが重要になります。

図 2-10 ● BSC の基本コンセプト

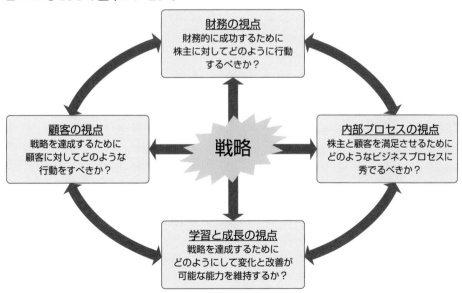

このように、病院の経営を考える場合、BSC は極めて有効なマネジメント・システムといえるでしょう。ミッションを達成し、患者（顧客）の視点・財務の視点・内部プロセスの視点を満足させるために、学習と成長の視点があります。すなわち、病院において最も大切なのは、医師を含むすべての職員がより専門性を高める機会を持ち、協力して作業を行うことに満足感を持つことです。そのことにより、内部プロセス、すなわち病院における診療業務から事務作業までの業務手順をより効果的に遂行することが可能になります。そして、内部プロセスが効果的に遂行されていくことが、患者（顧客）の視点、財務の視点を満足させることになり、その結果としてミッションを達成することが可能になります（図2-11）。

患者（顧客）の視点、内部プロセスの視点、学習と成長の視点は、従来の日本の病院経営では、"べき論"として論じられることはあったにしても、評価基準を設けて業績を管理するということはほとんど行われてきませんでした。今、病院においては、地域包括ケアシステムへの対応など、大きな変革が求められています。看護師長などの組織長にとっては、「いかにスタッフのベクトルを変革に向けて動かすか」が大きな課題です。自組織のビジョンとミッションを明確に打ち出し、自組織の強み・弱みについて SWOT 分析で重点課題の絞り込みをしな

図 2-11 ● ミッション達成のポイント

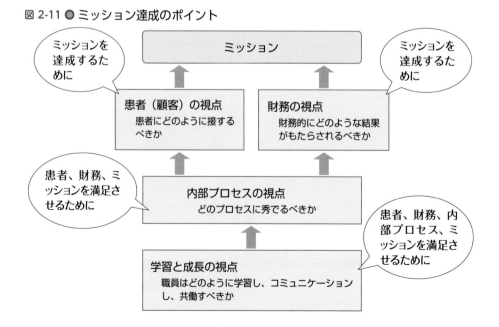

がら、BSC を用いて組織長の戦略とスタッフの価値観をリンクさせ、患者の声を軸に明確にした課題を提出して、部署目標を設定していくことが求められます（図 2-12）。

　そして、BSC の特徴である因果連鎖を活用して「こうするとこうなる」というストーリー、すなわち戦略を描いていくのです（図 2-13）。BSC を理解すると「学習と成長の視点」がすべてのベースになっていることがわかり、いかに医療

図 2-12 ● SWOT 分析と BSC

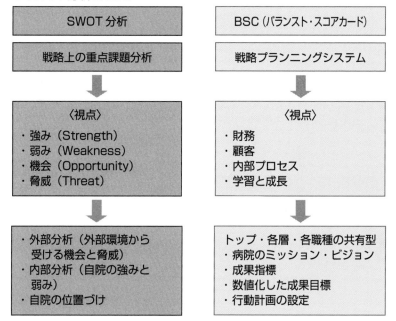

図 2-13 ● BSC を活用した因果連鎖ストーリー例

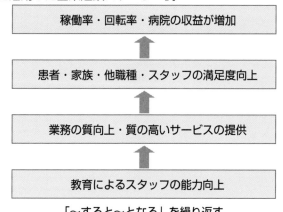

者にとって学習と成長が重要であるかが再認識できます。

　参考までに、A病院B病棟のBSC戦略マップ（**図 2-14**）を示しておきます。

SWOT 分析から見える
組織の本当の問題

　実は、SWOT分析からは組織の真の問題点がはっきり見えてきます。事例を用いて解説します。

　表 2-5はB病院A病棟が行ったSWOT分析です。内部環境においては、強みが6項目に対して弱みが17項目もあがっています。また、本来はクロス分析をする必要がありますが、ここではしていないようです。では、見ていきましょう。

1 ｜ 内部環境分析から見える問題点

　強みについては、

図 2-14 ● A病院 B病棟の BSC 戦略マップ

財務の視点　　　　　　　　　　　　　　　　　　患者（顧客）の視点

| 稼働率・在院日数 病院目標達成 | 患者満足度の向上 | 職務満足度の向上 |

内部プロセスの視点

| 効率的な病床運用 部署間・診療科との連携 | 1 患者ごとの個別的な看護の充実 ・身体拘束低減に向けた 取り組みの推進 ・ケアカンファレンスの充実 | やりがい感の向上 業務改善の推進 |

学習と成長の視点

| 退院支援能力の向上 退院支援に関する知識の向上 | 倫理感性の向上 倫理カンファレンスの推進 | マネジメント力の向上 リーダーの育成 |

表 2-5 ● B 病院 A 病棟の SWOT

強み	弱み
1. 人事異動により新しいスタッフが増えたことで、現状を客観視でき変われる可能性がある 2. 異動してきた人や新入職員が聞きやすい雰囲気がある 3. 装具交換指導能力が高い 4. 日常業務において、「ここが変」ということに気づけているスタッフがいる 5. チームごとに昼カンファレンスで、計画の見直しなど意見交換を行うことができている 6. 病棟の業務を変えていこうと思っている人材がいる	1. 病棟独自のルールで行われている業務がある 2. 院内のマニュアルが周知されていない 3. 病棟会やチーム会などで自分の意見を言えない 4. 意見を出しやすい雰囲気がない 5. 少数意見を反映する雰囲気がない 6. 日常業務などを決めるとき、経験年数のあるスタッフが決定権を持っているという風潮がある 7. ゴミの分別ができていない 8. 医師の口頭指示が多く、事故を招く恐れがある 9. 医師の口頭指示を容認している風潮がある 10. 朝の医師と看護師のカンファレンスが有効に行えていない 11. 医師や薬剤師とともにカンファレンスが行えていない 12. リーダーへの負担や責任が多い 13. チームメンバーとしての協力関係が希薄である 14. 率先して意見を言うスタッフが少ない 15. さらによくしようと現状を問題視する傾向がない 16. 決定事項を継続し守ることができない 17. MRSA の対策行動が徹底されていない
機会	脅威
1. 人事異動により新しいスタッフが増えたことで、現状を客観視でき変われる可能性がある 2. 薬剤師が常駐していることでカンファレンスに参加できる機会がある 3. 薬剤師がカンファレンスに参加することで薬剤に関する知識が増え、患者指導に役立てることができる 4. 回腸導管造設患者に関わる機会が多いことから、知識や技術が向上し患者に合わせたケアの提	1. 入院日数の短縮化 2. 近隣 X 病院のリニューアル化

1. 人事異動により新しいスタッフが増えたことで、現状を客観視でき変われる可能性がある

4. 日常業務において、「ここが変」ということに気づけているスタッフがいる

6. 病棟の業務を変えていこうと思っている人材がいる

と、この病棟では「新しいスタッフが増えて、業務の変なところに気づけていて、変えようと思っている人材がいる」ことをあげています。

　一方、弱みについては、

1. 病棟独自のルールで行われている業務がある
2. 院内のマニュアルが周知されていない
3. 病棟会やチーム会などで自分の意見を言えない
4. 意見を出しやすい雰囲気がない
5. 少数意見を反映する雰囲気がない
6. 日常業務などを決めるとき、経験年数のあるスタッフが決定権を持っている
   という風潮がある
13. チームメンバーとしての協力関係が希薄である
14. 率先して意見を言うスタッフが少ない
15. さらによくしようと現状を問題視する傾向がない
16. 決定事項を継続し守ることができない

　があがっています。

　ここから、この病棟は「経験年数のあるスタッフがいて、そのスタッフが業務を決定している。病棟独自のルールがあり、経験年数のあるスタッフに意見が言えず、新しく決まったことも実行されず、もとに戻っている」といえます。

　さらに強みと弱みを合わせて分析すれば、「新しく来たスタッフは、この病棟の業務のおかしさに気づき、意見を言いたいが、経験年数のあるスタッフが部署を牛耳っていて、言えない、変わらない」部署であることが読み取れます。

　部署のマネジメントをするのは看護師長です。この内部環境分析を見る限り、決まったことは守られていませんし、スタッフが意見を出せる環境をつくることができていないわけで、師長のマネジメントがまったく機能していないといえます。おそらく、この病棟に長くいるベテランでスキルの高いできる看護師がインフォーマルリーダーとして、裏の番長として、この病棟のすべてを仕切っているのでしょう。「昔からうちはこうやっていますから」というこの病棟独自の「ローカルルール」があって、師長が変えられないままきているのだと推測されます。また、このベテランスタッフは、「師長の言うことなんて聞かなくていいから」と若手スタッフに言っているはずです。

　ぬるま湯で何も新しいことが定着しない、かなりよどんだ病棟であることが推測されます。このような状態は、本来であれば師長がリーダーシップを発揮して変えていかなければいけませんが、この分析からはまったくその意思が読み取れ

ません。それどころか、新しく来た人や変だと気づいているスタッフ、変えようと思っているスタッフ頼みにしており、師長の役割を放棄しています。「人事異動により新しいスタッフが増えたことで、現状を客観視でき変われる可能性がある」に至っては、強みだけでなく、本来は入れてはいけない「機会」にも入れているほどで、そのスタッフに対する期待の大きさがうかがえ、他人任せで、管理能力の低い師長であることも読み取れます。この師長は、経験年数のあるスタッフに何も言えない状態なのです。ある意味、問題や課題、弱みを生み出している原因は、ほかでもないこの師長です。しかし、そのことに気づいていないのではないでしょうか？　他責で放任型の師長が組織分析をすると、このような分析になります。師長の問題となると、部署目標というより師長自身の目標設定の意味合いが強くなります。

　さらに、内部環境分析である「強み・弱み」では、例えば、部署にどんなキャリアを持つスタッフがどれくらいいて、昨年度は転倒・転落が増えたとか、平均在院日数が短くなったとか、残業時間が減っていないなど、病棟の実態を表す数字などがあがってくるはずです。しかし、残念ながらまったく書かれておらず、もちろん分析もされていません。どこにも客観的な記述がないため、この病棟がどんな病棟なのかがまったくわかりません。書かれていることの範囲が極めて狭く、表面的なことだけをなぞっており、師長の主観を強く感じます。特に弱みの多さからは、自分のマネジメントは棚に上げて、単にベテランスタッフに対して「愚痴」を言っているだけであり、悪感情がかなり入っており、客観的な分析になっていません。

2 外部環境分析から見える問題点

　外部環境は、自病棟の外のこと、自分の力ではどうしようもないことをあげていきます。病院や看護部の動き、地域や患者の動向、制度や法律など世の中の動きを書きます。

　機会については、先に述べた通り、「1. 人事異動により新しいスタッフが増えたことで、現状を客観視でき変われる可能性がある」は内部環境のことなので、入れるとすれば強みに入れます。

そうすると、機会は 3 つ、脅威は 2 つしかあがっていません。今の医療界、病院、看護部の動きなど、部署を取り巻く環境は大きく変化しているはずなので、これしか書けないということはないはずです。この看護師長は、世の中や病院の変化に無頓着なのかもしれません。ニュースなどを読み、世の中の動向に敏感となり、視野をもっと広くし、俯瞰して客観的に自病棟を見ることが必要です。外部環境の変化をあげられないと、確実に世の中から取り残されていきます。弱みを転換できるクロス分析もしにくくなってしまいます。

　外部環境は、病棟師長であれば共通するものも多いでしょうから、ほかの師長と一緒に考えてみてはどうかと思います。

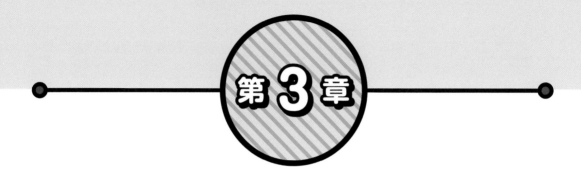

第**3**章

組織目標の
考え方・つくり方

組織目標設定の基本的な考え方

1 部署目標は「選択と集中」が重要

　自組織の分析を終え、戦略テーマを導き出せたら、いよいよ部署目標の設定に進みます。部署目標設定については、どうやって目標設定をしたらよいか多くの管理者の悩みどころでもあります。看護師長が立てたさまざまなケースを見ていきますと、どうしても昨年の目標を参考にしてしまい、結果、昨年の目標と大きく変わらないという場合があります。もちろん長期的・継続的に取り組むべき目標はあると思いますが、すべてがそうではありません。時代の変化に伴い環境の変化を考慮に入れ、その都度、緊急性と重要性を評価しながら優先順位をつけていく必要があります。

　また、部署目標の数は多ければよいとは限りません。看護部目標はすべての領域を網羅する必要があるため多くなりますが、部署目標は「選択と集中」が重要です。あれもこれも取り組もうとすると、結局どれもが中途半端になってしまいます。優先順位をつけた上で2〜4つに絞りましょう。

2 部署目標設定時の4つのよりどころ

　では、ここからが本題です。本稿では、部署目標設定の基本的な考え方を「4つのよりどころ」（図3-1）として考えていきます。

● 1）上位組織目標からのブレークダウン

　病棟などの組織の上位組織目標といえば、看護部目標であったり、病院目標となります。1つ目のよりどころは、この「上位組織目標からのブレークダウン」です。

　病棟目標の設定の基本は、看護部目標からの連鎖にあります。看護部目標は大きなくくりの目標になっているかと思います。それを受けて病棟では、組織のレ

ベルに合ったより具体的な目標を設定することになります。看護部目標に「質の高い看護」や「安全な看護」という目標があれば、病棟での質の高い看護とは何か、安全な看護とはどういうことかを成果目標として考え、具体化するのです。質の高い看護と一口にいってもさまざまあります。身体拘束がない状態も質が高いといえますし、褥瘡を減らすことも質が高くなければ実現できません。「質の高い」「安全」という抽象的な表現の看護部目標を具体的にしていくイメージです。この抽象的目標を具体化させることが「ブレークダウン」なのです。

　すべての病棟の目標が達成されることで、看護部目標が達成されることにつながります。看護部目標を達成させるために、自分の病棟で何ができるか、何をもって貢献するかを考えて設定するとよいでしょう。

　大切なのは、看護部目標に向かって病棟全体がベクトルを合わせることです。看護部目標は病院目標と連鎖し、病棟目標は所属するスタッフの目標と連鎖します。こうやって、病院トップからスタッフレベルまで全員の目標が連なることで、病院の業績を上げていけるのです。

　病棟目標はスタッフの目標が出てから考えるという看護師長がときどきいますが、それは大きな間違いです。病棟目標がないとスタッフは目標を立てられません。あくまでも目標設定の流れは上位組織から下位組織、そしてスタッフです。それが経営でありマネジメントなのです。

● 2）現場での改善を要するものや解決しなければならない 問題・課題から設定

　2つ目は、現場での問題・課題からの設定です。問題・課題については組織分

図 3-1 ● 部署目標設定「4つのよりどころ」

1	上位組織目標からのブレークダウン
2	現場での改善を要するものや解決しなければならない問題・課題から設定
3	日常業務活動の中で今後の予測から特に重点化して進める必要のあるもの
4	組織長のビジョン（あるべき姿）から設定

析を行うことで明確になると思います。詳細は第2章をご参照ください。

● 3) 日常業務活動の中で今後の予測から特に重点化して進める
　　必要のあるもの

　3つ目は、「今は大丈夫だけど、先々問題になるだろうな」と予測できるものを目標に掲げるということです。先を読んだり傾向を見たりして、「いずれこういうことが起きるな。でもそのときに対応していては遅いな」ということから設定します。変化や突発的な出来事を想定、先取りするのです。スナップショット的に今の一部分だけを切り取るのではなく、1年なら1年というある一定の期間を設定し、しっかりと観察し予測するイメージです。

　予測するヒントの1つは、変化の種を見つけることです。世の中は日々変化しており、何1つ変わらないことはありません。変化の種でわかりやすい例は診療報酬改定です。今回の改定でこういうことが上がっている、点数がついているということは、今後こういう教育や仕組みが必要になるなと変化から予測するのです。地域包括ケアシステムの構築が進められ、病棟では退院支援が求められているなど、変化は至るところに起きています。過去のある一定の期間でトレンドを見つけ、傾向を見ていくのです。だんだんとこういうことが増えている、減っているということもあるでしょう。早くなっている、遅くなっている、増減を繰り返しているというパターンもあるかもしれません。

　リスク回避からの目標設定も、今後を予測するという意味でよいでしょう。わかりやすいのは大雨や地震などの災害です。病院には地域の防災拠点としての役割もありますが、スタッフの意識が低いケースも多くあります。大雨や地震などのいつ起きるかわからないことに対して、避難訓練や緊急連絡テストなど、病院の行事とは別に準備しておくことは重要です。

● 4) 組織長のビジョン（あるべき姿）から設定

　世の中の変化や部署の課題もありますが、管理者として、組織長として、こういう部署にしたい、こういう看護を提供できる病棟にしたいという思いもあるでしょう。その多くは、皆さん自身が看護職を志したときに持っていた思いから導けます。しかし、日々現場で問題が頻回に発生していると、その解決に追われあっという間に1日が終わってしまうということもしばしばあるのではないでしょうか。目の前のことばかりに追われ、ビジョンを考えていなかったという管理者

もいます。問題のもぐらたたきばかりやっていて、自分は何をやっているのだろう、本当は何をやりたいのだろうと我に返る瞬間もあるはずです。

　ビジョンの設定方法に決まった形はありませんが、ここでは「Will-Can-Must」という手法をご紹介します（図3-2）。

　Will は直訳すれば「意思」のことで、「私はこうありたいという思い」です。「どうしても○○を成し遂げたいという思い」で、「Want（〜したい）」をはるかに上回る強い意思、「私はこうありたい」という揺るぎない価値観のことを指します。例えば「世の中のすべての人々が健康に生活することを望んでいると思うから、私はよい看護で病気の回復を手助けしたい。だから、自部署のスタッフには質の高い看護、患者さんに喜んでもらえる看護を実践してもらいたい」と文章化します。Will は、さらに「Will be ＝ありたい姿」と「Will do ＝やりたいこと」に分けて考えるとよいでしょう。

　Can は「自分の強み」です。できること、能力、得意なこと、経験、資格などがあげられます。

　Must は「病院から求められる役割・責務」です。看護師長であれば、病院で定められている役割基準などがあてはまります。管理者としてこういうことをやらなければならないということはたくさんあるはずです。管理者は部署の成果を出す必要がありますから、病院や看護部が打ち出している理念や目標もここに入ります。

　この Will-Can-Must の重なり合う部分が管理者個人のビジョンといえます。特

図 3-2 ● Will-Can-Must のフレームワーク

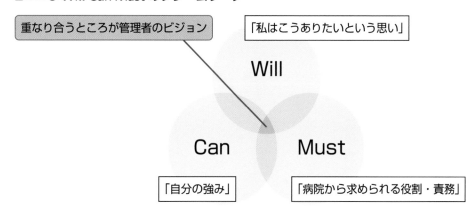

図 3-3 ●「SMART な目標」設定

Specific	:	具体的 であり
Measurable	:	計測可能 であり
Agreeable	:	合意されたもの であり
Realistic	:	現実的 であり
Time-related	:	時間的要求 を含む

に Will は極めて重要です。Will が Can を定義し、結果として Must を満たす形が理想であり、その指針となるのがビジョンなのです。

　組織長のビジョンを明確にできたら、次いでそのビジョンから部署目標を設定します。ビジョンは大きなテーマとなっているはずですから、具体的な目標にしていかなければいけません。考え方としてはさまざまありますが、ここでは具体的な目標にするための要素の頭文字を取った「SMART な目標」設定について、図 3-3 に整理しておきましたのでご参照ください。

② 組織目標を設定する

1 部署目標設定における効果

　病棟などの組織を預かる看護師長が立てるのが部署目標です。部署目標は、組織（病棟）の達成すべき成果と位置づけられます。看護部目標を受け、当年度の自組織を分析後、「来年3月には、うちの病棟はこうなっていたい」という状態像を考えて設定します。看護部目標との連鎖も必要条件です。看護部目標の達成に貢献するために、自分の病棟では何をやるかという戦略も十分練っておいてから考えなければなりません。

　部署目標の策定後に、スタッフが自分の目標を立てます。よって、看護師長が部署目標をしっかり立てておかないとスタッフの目標までおかしくなってしまうので、看護師長の責任は重大です。実は、目標設定のポイントを何より理解しておかなければならないのは看護師長ということになります。

表 3-1 ● 部署目標設定で期待できる 4 つの効果

1	期待役割の共通認識づくり
2	重点的課題の解決・契約履行
3	環境変化への対応
4	成果と結びつく人材育成

　部署（病棟）目標を設定することで、病棟とスタッフの活動について表 3-1 の 4 つの効果が期待できます。

◉ ①期待役割の共通認識づくり

　担当業務の目的および組織における期待役割について、スタッフと看護師長で確認することができます。

◉ ②重点的課題の解決・契約履行

　具体的な目標を策定することで、日々の職務に流されることなく、病棟や組織の方針に基づいて重点的に課題を解決していくことに役立ちます。また、課題解決への貢献および責任を一人ひとりが実感できます。

◉ ③環境変化への対応

　看護師長とスタッフが目標および課題について話し合うことで、環境および状況の変化や組織方針について共通理解し、対応が可能になります。

◉ ④成果と結びつく人材育成

　チャレンジングな目標を策定することで、業務を通じて人材育成を図ることができます。

　この 4 つの効果を意識しながら、2〜4 つの病棟目標を設定していきましょう。5 つ以上になると数が多過ぎてあれもこれもと散漫になり、なかなか手がつけられない目標が出てくる可能性が大きいので注意しましょう。

　最後に、重点的に何をやるかウエートづけを行い、注力するバランスを考えます。

2 ┊ 部署目標設定時に看護師長に求められる能力

　目標管理の観点から看護師長に求められる力について考えましょう。それは、「自分が管理する組織や病院を取り巻く急激な環境変化に対応するための能力」

と置き換えてよいでしょう。すなわち、第2章で述べた次の3つです。

> ▶環境の変化と課題を認知する力（課題認知力）
> ▶課題を解決するために戦略を策定する力（戦略立案力）
> ▶成果を出すために戦略を実行する力（戦略実行力）

　看護師長はまず、自部署のことを知らなくてはいけません。医療・看護界を含めた病院の経営環境はどのように変化しているのか、こうした中にあって自分の組織の優劣・特性は何かを分析によって明らかにしていくのです。次いで、環境変化がもたらす自分の組織の課題を確認します。外部環境の変化や自組織の優劣・特性から、組織が進もうとしている方向を関連づけ、その重要性を認識し、課題・目標として確認していきます。ピーター・ドラッカーは、「成果をあげるエグゼクティブは人間の強みを生かす。強みを生かすことが組織に特有の目的である」[1]と言っていますが、まさにその通りでしょう。

　第2章でアルフレッド・チャンドラーの言葉、「組織は戦略に従う」を紹介しましたが、課題を解決するための戦略を練った後に行うのは組織づくりです。病棟師長であれば、病棟内の委員会や係、チームなどの設置を考え、それぞれの責任者や与える役割を考えるのです。

　例えば、看護師長が、今年度新たに「転倒・転落防止について取り組みたい」と思ったとします。そうであればそのための組織をつくります。組織をつくるのもメンバーを任ずるのも、看護師長の裁量で行います。「転倒・転落防止チーム」を立ち上げてもよいでしょう。そしてその組織に目標を持たせ、病棟の戦略を推進していくのです。看護管理の達人たちは組織づくりも上手だといえます。

　組織はつくりっぱなしにせず、戦略が成功して軌道に乗れば迷わず解散させましょう。

3　組織分析を行って部署目標を設定し、周知する

　目標設定のプロセスでメインとなるのは、第2章で述べた組織分析（SWOT分

析）です。p26 の図 2-6 の通り、①組織使命（ミッション）の明確化がスタートです。まず自分の組織の果たすべき使命や役割を明らかにします。次に、②組織の現状分析です。外部環境（機会・脅威）と内部環境（強み・弱み）を明らかにし、それぞれをクロス分析します。分析から③組織の課題が明らかになり、組織の目標があぶり出されます。その結果を踏まえ、看護部目標との連鎖を意識しながら、看護師長は自組織の目標を設定していきます。

　部署目標を設定したら、必ずスタッフに周知しましょう。スタッフは部署目標を受けて自分の目標を設定し始めます。そのため周知は早ければ早いほどよいでしょう。できれば病棟会などで、看護師長から直接全員に発表しましょう。その際には、当年度の病棟組織、各役割についても同時に発表します。

4　部署目標と管理者個人の目標について

　部署目標を設定するということは、原則的には、その部署を所管する看護師長の目標を設定することにほかなりません。よって、部署目標＝看護師長の目標、となるケースがほとんどです。前にも述べたように、看護師長が主体的に実施することがあってそれが看護部の業績に貢献する・病院の価値を高めるというものであれば、それを個人目標として設定するケースもあるでしょう。部署目標とは別に看護師長個人の目標を出させるかどうかは、各病院の考え方によって変わってきます。また、目標管理シートのレイアウトで対応する場合もあります。

　一般企業の営業部門のプレイングマネジャーの例を考えます。最近の営業課長はマネジメントに専念するケースは少なく、自分も担当や得意先を持って売上の一部を構成することが多いため、課の目標と自分の目標とを別個に持つことがあります。目標は「役割を具体化したもの」という考え方をするとよいでしょう。役割の観点からいえば、管理者とは「部下を通じて目標・仕事を達成する人」「目標達成に向け、限られた経営資源を意図的に効率・効果的に活用していく人」と考えられます。

5 部署目標に対して適した指標を設定する

　部署目標を設定する際にぜひ実施してほしいのは、適した指標の設定です。スタッフの目標は定性的（性質に着目した表現）な目標が多いですが、部署目標はできるだけ定量的（具体的な数値を用いた表現）な目標が望ましいといえます。平均在院日数や病床稼働率、手術件数、褥瘡新規発生率、インシデント発生率、患者満足度など、看護の質や安全を表す指標をできるだけ多く準備しておくことが望まれます。そのためには常日頃から、看護の質を数値で表すことを考えておくことが必要です。漫然と管理するのではなく、前月比、前年比、計画比や年間の進捗状況等を継続的に管理していく姿勢が求められます。常に指標を追うことで、業績低下に対する初動体制の構築や分析が可能になってきます。

　また、指標が充実すれば、目標管理からバランスト・スコアカード（BSC）に移行することも容易になります。全病棟の運営状況を統一の指標で表すことができれば、各看護師長のマネジメント能力の客観的評価ともなります。

③ 組織目標とスタッフの個人目標は連鎖する

1 目標は現場へ行くほど具体的にブレークダウンする

　目標の連鎖については先に述べましたが、もう少し詳しくお話しします。病棟などの部署目標は、病院や看護部などの上位組織目標を具体化していくものであるということは述べました。図3-4をご覧いただければ、病院目標である「安全な医療の提供」が、看護部→病棟→スタッフと連鎖するとともに具体化していることがわかります。この連鎖は「何を（目標）」「どのように（実施計画）」をブレークダウンしており、具体化の連鎖でもあります。

　A病棟は、看護部が掲げる「安全な看護の提供」から、「何を」として「転倒・転落」を選んでいます。そして「どのように」については、「医療事故2レベル

以上のインシデント発生件数を前年の50%にする」としています。そしてA病棟の病棟目標を受けて、A病棟に所属する看護スタッフBは、「これまでの病棟での転倒・転落インシデントを分析してつくった発生予防具体策を1つ以上」という目標を立案しています。病棟のインシデントを前年の半分にするために、インシデント発生予防具体策を1つ以上つくろうという、創造的な目標設定です。このように、目標が現場へ行けば行くほどより具体的にブレークダウンしているのがわかると思います。

　A病棟のスタッフ全員の目標が達成されれば、A病棟の目標が達成されるはずです。さらにA病棟を含めた他の病棟の目標が達成されれば、看護部目標が達成されます。そして看護部以外の部の目標も達成されれば、病院目標が達成されるのです。これが目標の連鎖です。

　病院によっては、個人目標管理シートに部署目標を明記しているところもあります。部署目標の何番と連鎖させて個人目標を立てたかということが、スタッフにわかるようにしているのです。このような取り組みも参考になります。

2　部署目標でスタッフ全員のベクトルを合わせる

　部署には、看護師長をはじめ、主任やリーダー、看護補助者などさまざまな役

図 3-4 ● 目標の連鎖

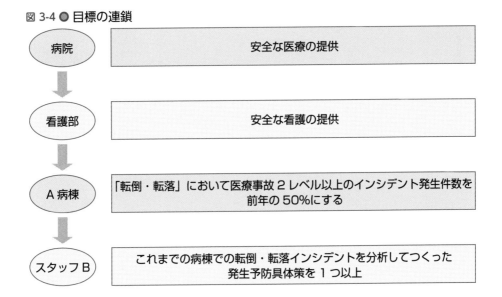

割を持ったスタッフがいます。スタッフ全員のベクトル（目標）を合わせていくのが部署目標といえます（**図 3-5**）。スタッフを同じ方向へ向かせるためには、共通する「何か」が必要です。その何かに「部署目標」を持ってくるのです。ラグビーはフォワード 8 人がスクラムを組んで押し込んで前に進むゲームです。多くの場合は、8 人の総体重が重いほど相手に勝って前進できるはずですが、8 人の組み方が甘かったり押す方向がずれていたりすると、たちまち相手に負けてしまいます。病棟も組織目標に向けてスタッフ一丸となればよい成果が出ますが、方向性を間違えてしまうと立ち行かなくなるといえます。

　ここまで組織目標をどのように設定するかについて説明してきましたが、続いて、ついやってしまいがちな組織目標の NG 事例を見てみましょう。

図 3-5 ● 部署目標で皆のベクトルを合わせる

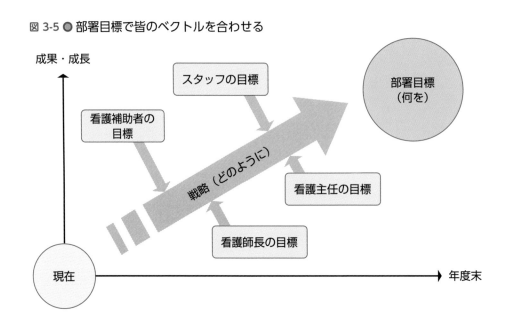

組織目標の NG 事例を赤ペン添削

事例1　N病院外来「NGワードの使用」

X年度部署の目標　　　　　　　　　　　N病院：外来目標

看護部目標	部署目標	具体的活動計画
I．地域との連携を図り、患者・家族が満足できる看護を提供します。	1) 訪問看護体制の整備を行い、充実した在宅ケアを図ります。	①月2回の訪問看護カンファレンスを開催し、情報の共有、問題点の解決を行う。 ②訪問看護依頼者の受け持ち、訪問曜日や時間の整理を行い効率のよい体制を検討する。 ③病棟依頼の訪問看護については、退院調整会議・担当者会議に必ず参加し、情報の共有を図る。 ④ストーマケア、呼吸リハビリ等の研修会を開催し、実践に生かせる新しい知識を得る。 ⑤ナーシングスキルを利用しての学習会を行う。 ⑥『看取り』について、統一した関わりができるように学ぶ。
「充実した在宅ケア」とは？　体制かプロセスかアウトカムか、どの段階を目標にするのか？どのような状態がゴールか？　何を持って「B＝達成」とするのかを記述する。評価指標、評価段階も決めておく（以下、同様）	2) 外来患者個々に沿った、生活支援の充実を図ります。	①慢性疾患患者（糖尿病、高血圧、高脂血症）の患者指導を継続的に行う。（4カ月ごと） ②前年度行った『生活指導内容の分析』を検討し、関わりに生かしていく。（9月まで行う） ③継続した指導が行えるように、電子カルテ記入を行い、情報の共有に努める。（前期・後期－各自4名目標）
「充実を図って」どんなアウトカムを得たいのか？どのような状態がゴールか？例：「患者満足度を○○にする」など		
II．医療安全に努め、質の高い看護を行います。	1) 再発防止に努め、安全な看護を目指します。	①ヒヤリハットの周知徹底を行い、再発防止に努める。 ②ヒヤリハット報告、年間36件を目指す。〈前年度30件〉（0レベルでの件数を増やす） ③（患者に直に関わることについて）ヒヤリハット記入と同時に電子カルテに経時記録を行う。 ④医療安全に関する学習会に年2回以上参加する。（院内外）
「目指す」「努める」はNGワード。あいまいな目標となっている。具体的活動計画から選ぶとよい例：「0レベルのヒヤリハット報告、年間36件」など	2) 感染防止に努めます。	①ノロ疑いの患者に対しての、対応のシミュレーションを企画し、実施する。（上半期実施）
	3) 災害対策に努めます。	①災害時の役割を理解し、行動できるように学習する。 ・訪問看護（人工呼吸器装着・在宅酸素・寝たきり患者等） ・人工透析室への応援体制
III．働きやすい環境を整え、温かい看護を行います。	1) 協力体制を整え、優しい人間関係が構築できるように努めます。	①各科連携し、外来全体が見える体制づくりを行う。（師長・主任看護師が部署を巡回して、発信する） ②時間の有効活用、業務の均一化が図れるように割り振りを十分に行い、発信する。 ③四季の変化や行事に沿ったディスプレイを行い、患者やスタッフが楽しめる環境づくりを行う。
「努める」はNGワード。何をもって達成とするか、その状態を明記する例：「1人複数科担当できる体制」など		

　N病院の部署目標管理シートは看護部目標と並べて書くスタイルを取っており、目標の連鎖がしやすい形式です。看護部目標は網羅的になりますので抽象的な表

現となります。しかし、部署の目標についてはブレークダウンして具体的な目標にし、成果がはっきりとわかる目標にしなければなりません。

◉ NG ポイント：目標の数が多い

よく見ると、看護部目標Iに対して目標が2つ、看護部目標IIに対しては3つ、そして看護部目標IIIに対して1つと、部署目標が合計6つ設定されています。部署目標で6つは多過ぎです。優先順位をつけて2〜4つにするとよいでしょう。

◉ NG ポイント：NG ワードが多い・成果が見えない

この目標には「充実」「図る」「努める」「目指す」とNGワードが多用されています（NGワードについては5章p106で詳しく説明します）。具体的な成果を求められる部署目標にNGワードを使うと、それだけであいまいになり、評価がしにくくなります。何をもって「達成」とするのか評価ができるように、その状態を具体的に明記することが必要です。「充実」「優しい」といっても、人によって捉え方が異なります。客観的な評価ができる目標にしなくてはいけません。また、「努めて」も成果が出ない可能性があります。仮に成果が出なくても「努めましたから達成です」とはならないのです。何をもって達成かと常に意識して目標設定する必要があります。

事例2 K病院A病棟「あいまいな目標で評価ができない」

X年度 K病院A病棟 部署目標

達成指標 S：目標を大きく上回った（120％以上） A：目標を上回った（110％以上）
B：目標通り達成できた（100〜109％） C：目標を下回った（80〜99％）
D：目標を大きく下回った（79％以下）

＊記載上の注意
1. 部署の活動計画は、各部署の状況を看護部目標すべての項目に照らして、検討し、立案する。
2. 達成目標は、客観的に評価できるよう、できる限り数値化すること。

看護部目標	部署目標	取り組み内容	結果および達成指標
Ⅰ 患者に必要な質の高い看護を提供する	1. 消化器看護師としての質を上げる	①安全な療養環境　…安全推進係 ・5Sの整った環境をつくる ・転倒・転落で骨折しない ・誤薬しない ②カンファレンス…リーダー・サブリーダー ・Drとのカンファレンスを行う（定例化できる） ・多職種カンファレンスを定例化する（5回／W） ・デスカンファレンスを行う（4回／年） ・SOAPカンファレンスを行う…記録係 ③学習会　…学習係 ・疾患看護について1回／月 ・伝達報告会15分（全員） ・院内外の研修参加（院内6回／院外2回・・以上） ④ラダーのレベルアップ ・4人以上アップする ⑤看護研究をまとめ発表する　…研究班	どういう状態になったら「B：達成」なのかがわかるように明記する 例：「B：多職種カンファレンス5回／W」など B以外の、S、A、C、Dの指標も明記する
Ⅱ 人財の確保・育成・定着を図る（モチベーションを維持できるような働く環境づくり）	1. 時間外を減らす	①時間外を減らす　…業務係 ・申し送り時間の短縮：目標20分 ・業務改善　Drとの話し合い ・入院時の業務整理・依頼（クラーク・事務補助など） ・ベッドサイドでの記録入力推進…記録係	どういう状態になったらS、A、B、C、Dになるのか、指標を明記する ②研修への支援の例： 「B：IVNs5人、ファーストレベル研修2人」など
	2. IVNs、ファーストレベル、研修参加の支援を行う	②研修への支援 ・IVNs：2年目・3年目Nsが支援する ・ファーストレベル研修：主任・師長が支援する ・日勤時の研修会：リーダーが日勤の采配を行う	
	3. リフレッシュ休暇取得を進める	③週休・年休合わせ4連休を取得する（全員）…師長	

（吹き出し）このままでは評価ができないので、どういう状態が「質が上がった状態」であるのか明記する。取り組み内容から1つ選んで具体化する
例：「カンファレンスの実施体制を確立する」など

（吹き出し）例：「1人10時間以下／月」など

（吹き出し）「支援」は目標にならないので成果目標にする。支援してどういう状態にするのかを書く。そしてそれをどう評価するか？

（吹き出し）例：「リフレッシュ休暇取得を進め、全員が4連休を取得する」など

K病院の部署目標管理シートも看護部目標に並べて書くというレイアウトです。

さらにシートには「記載上の注意」として、

1. 部署の活動計画は、各部署の状況を看護部目標すべての項目に照らして、検

討し、立案する。

2. 達成目標は、客観的に評価できるよう、できる限り数値化すること。

　とわざわざ明記されていますので、看護師長としてはこの注意に沿って書けばよいのです。しかし、この事例では目標がまったく数値化されておらず、あいまいで評価ができない目標になっています。

● NG ポイント：目標があいまい

　目標1については、「消化器看護師としての質を上げる」と書いています。看護部目標が「質の高い看護」を目標にしていますから、部署目標も「質を上げる」としたのですが、このままではあいまいな目標と言わざるを得ません。まず、どういう状態が「質が上がった状態」なのかを明らかにする必要があります。また、ここでの「質」は何なのかも明確にしなければ評価ができません。

　例えば、取り組み内容から1つ選んで目標にするとしましょう。一般的にカンファレンスが定期的に行われていけば、看護の質が上がると考えられます。そこで、「カンファレンスの実施体制を確立する」などは目標の候補です。あとはカンファレンスの実施体制が確立された状態を定め、評価します。

● NG ポイント：行動レベルの目標になっている

　看護部目標IIからは3つの目標をあげています。時間外勤務の削減と研修参加とリフレッシュ休暇取得です。中身を見るといずれも行動レベルでの目標であり、成果が見えてきません。これも「記載上の注意」に沿って数値化するとよいでしょう。時間外勤務をどれくらいにするのか、リフレッシュ休暇の取得率など、何が「達成」なのかを目標に書くようにします。

事例3　T病院B病棟「指標が不適切」

X年度　T病院B病棟

部　署　目　標	内　　容	達　成　指　標
・眼科・神経内科・腎臓内科の専門的疾患を学び知識を深め看護計画に生かす。 眼科・神経内科・腎臓内科患者の看護計画の質を改善する	・教育担当者が各診療科の医師および他部署との連携を図り、より良い看護を提供できるよう毎月勉強会を開催する。 ・各自、院外の研修に1回以上参加し知識を深める。	・スタッフ全員が眼科・神経内科・腎臓内科の疾患を理解し看護計画に生かせる。 ・院外研修に1回以上参加、自己の知識を深める。　「看護計画の質を評価できる指標」を書く
・地震・火災時に入院患者を安全に誘導できるように、スタッフ全員が役割を理解でき的確に行動をとることができるよう病棟用マニュアルを作成する。	・災害対策委員を中心にマニュアル作成チームメンバーをつくる。 ・勤務のときに必ず自分の役割を確認する。 ・月1回病棟会で勉強会を行う。 ・災害時備品内容を理解できるように、月2回スタッフがチェックを行う。	・病棟用マニュアルを作成 病棟用マニュアルの作成時期、できばえなどの評価要素を定める ・スタッフ全員が地震・災害時の役割が理解でき、緊急時にスムーズに行動ができる。 ・災害時備品内容を全員が理解できる。
・ベッド稼働率85%以上を目指す 「目指す」はNGワード。「ベッド稼働率85%」とする	・入院患者の状態に合わせベッド調整をする。 ・入院が多いときはチーム間で協力しながら行う。 ・医師と相談しながらベッド調整を行う。	・ベッド稼働率85%を達成する。 取り消し線の部分は指標として不適切
・各自が組織の一員として、職業人としての言葉使いのマニュアルを作成し、患者に不快感を与えないよう、丁寧な言葉で明るく笑顔で挨拶ができる。 成果を表す表現にする。例：「マニュアル作成」か「患者アンケートで○点以上」など	・職業人としての言葉使いのマニュアルを作成する。 ・入院患者にマニュアル作成前後にアンケートをとる。 ・朝の申し送り前に「おあしす」運動を行い、丁寧な言葉で明るく笑顔で挨拶する。	・組織の一員として職業人らしく全員が患者に不快感を与えず、丁寧な言葉使いができ明るい笑顔で挨拶ができる。 ・「マニュアル作成」後の「アンケート結果」で患者の評価を上げる。 「マニュアル作成」「アンケート結果」で評価基準を定める

目標管理制度の目標は「成果目標」です。そのため、成果を評価できるような指標が必要となります。部署目標設定においては何を持って達成とするのかも設定する必要があり、指標づくりも大きなポイントとなります。T病院の目標管理シートに達成指標欄があるのはよいのですが、B病棟の達成指標を見てみますと、残念ながら指標の意味を捉えられていません。

● NGポイント：目標を評価できる指標になっていない

一般的に「質」を評価するには、公衆衛生学教授のアベディス・ドナベディアンの医療の質評価の考え方が応用できます。すなわち、「構造・プロセス・アウトカム」のどれかを選んで評価します。

目標に取り上げている看護計画の質評価でいえば、例えば新たな看護計画方式であれば構造から評価できます。今まで使っている看護計画ですと、プロセスと

アウトカムで評価が可能です。プロセスは、わかりやすい看護計画、使える看護計画であることを念頭に評価を考えます。アウトカムとなると、看護計画によって患者の満足度が高まった、早期退院につながったなどで評価します。

　この目標管理シートを見てみますと、看護計画の内容、すなわちプロセス評価を考えているようですので、まさに皆がつくっている看護計画そのものを評価できる指標を設定し、評価の時期や誰がどの観点で評価するのか、客観的評価方法を決めておくとよいでしょう。期末に評価する方法もありますが、期初と期末の2回評価して、その改善度を評価してもよいです。

　一例として、「患者・家族の意見を取り入れた看護計画」をあるべき看護計画とし、5月と2月のある日の看護計画をランダムに数例抽出して評価する、というのもよいでしょう。

事例4 S病院外来「成果目標になっていない」

X年度 S病院 部署目標管理シート　　　　　　　　　　部署名 外来

達成度を年度末レビュー欄に記入
A：大幅に達成できた（110%以上）
B：達成できた（100%～109%）　　　　　　　　　　師長
C：あと一歩のところで達成できなかった（80～99%）
D：達成できなかった（79%以下）

看護部目標	No	部署目標	内容（活動計画）	達成指標	中間評価	年度末レビュー・コメント
Ⅱ	2	安全な外来看護を提供するためにインシデントの分析をすることで共通認識できる〈成果目標にする。成果はインシデントの数？ 共通認識できている状態？〉	外来として共通認識できるため、昨年の課題を全員が認識できる。ローカルルールをなくし応援体制につなげたい。	どう評価する？共通認識できている状態が成果なら、アンケート、テスト、聞き取り調査などを指標とする？		
Ⅳ	4	看護実践能力向上のために、院内研修への参加、勉強会の開催をする〈行動目標ではなく、成果目標にする。例：「高次のラダー取得率○○%」など〉	勉強会の係を決め年間計画を立てる。研修参加実績表を各自記録する	看護実践能力の向上をどう評価する？ラダーの取得率？テスト？		
Ⅶ	3	応援体制の確立に向けて、各自が他部署を知ることができる〈「知って」どのような状態を望むのか、成果目標につなげる。例：「他部署を知り、他科応援体制を確立する」など〉	他部署の見学、応援を正規職員が全員実施する	例：「他科応援可能診療科、1人2科以上」		
Ⅲ						

記載上の注意
1. 部署の活動計画は、各部署の状況を看護部目標すべての項目に照らして、検討し、立案する。
2. 達成目標は、客観的に評価できるよう、できる限り数値化すること。

看護部長確認欄護		特記事項

　　成果目標になっているかどうかは、目標の語尾を見ればある程度判別できます。成果ですから、いちばんわかりやすいのは数値です。転倒・転落の数や患者満足度などが代表的です。もちろん看護の場合は数値で表せない目標もたくさんあります。その場合は、「来年3月にはどういう状態になっててほしいか」という状態像を文章で表現すればよいのです。「～となっている」「～となる」と表現します。

● NGポイント：能力目標・行動目標になっている

　　では、この事例における目標の語尾を見てみましょう。目標は3つありますが

「できる」「する」「できる」とあり、能力目標、行動目標になっていることがわかります。この時点でアウトです。部署がどんな状態になっていたらいいか、望んでいる状態を考えましょう。特に最初の目標は「安全」のアウトカム、すなわちインシデントの数なのか、それともプロセスである「共通認識できている状態」を成果とするのか、このままではわかりません。仮に「共通認識できている状態」を成果とするのであれば、その状態を客観的に評価することが必要です。アンケートやテスト、聞き取り調査などをする必要があります。

　2つ目の目標も成果目標になっていません。この看護師長は、来年3月には「看護実践能力が向上した状態」を望んでいると考えられます。これはかなり評価が難しいですが、ラダーの取得率を使ったり、何がしかの評価項目を設定しての評価が必要です。

　3つ目の目標も、他部署を知るだけでは成果になりません。知ってどのような状態を望むのかまで考える必要があります。他部署の見学・応援をすることで他部署を知り、外来での「他科応援体制確立」という成果、状態を作り上げられるとよいでしょう。休暇や繁忙期の対応のため、自分の担当診療科だけでなく他の科も応援できる体制ができれば働きやすい職場になると思われます。

事例 5　H 病院 C 病棟「ゴールが不明」

X 年度　H 病院　目標管理シート

部署名	C 病棟
看護部ビジョン	
看護部目標	

	目標	目標値	実績値	行動計画
目標 1	高齢者のアセスメントを行い、個別性のある看護を実践し、記録に残す	個別性看護記録評価記録カンファレンス記録上記を監査し、20 名／年以上		①高齢者、認知症看護の勉強会を行い、アセスメント能力を養う②高齢者、認知症のケア介入方法を検討する（環境調整も含む）③個別性のある、高齢者、認知症患者の看護計画を立案して記録を行う④カンファレンスを実施し、看護計画の評価を行う
	何がゴールなのか？20 人の記録に残ればよいのか？　記録の質は問わない？「個別性のある看護」とは？その評価は誰がする？例：「年度末には個別性のある看護が実践できている」とし、目標値を「年度末個別性看護記録監査における合格率 95%」など	倫理 6 回／年以上		⑤高齢者、認知症患者の倫理事例検討を実施（6 回／年）
		転倒、転落インシデントレベルⅡ以下		⑥高齢者、認知症患者転倒予防策を実施する（離床センサー・柵センサー・床マットの活用）⑦眠剤服用患者・麻薬増量患者への対応
目標 2	退院支援アセスメントを使用し、早期介入（退院後の生活支援）することで、退院支援件数が 70 件以上になる	退院支援件数70 件以上毎週火曜にカンファレンス実施		①入院時退院支援スコアで点数が高い場合は退院支援依頼へつなぐ②毎週火曜日に退院調整カンファレンスを開催し情報共有を行い、記録に残す③地域への連携について勉強会を実施（在宅医療養型病院など）・在宅点滴、在宅酸素の依頼や外来、地域への連携方法を理解する④がん緩和ケア　在宅ケアが必要な患者への退院支援（65 歳以下）の検討
	表現は good!!退院支援件数 70 件の根拠は？			
目標 3	安心して退院できるように、パンフレットを用いて退院指導を行い、患者の反応を記録する	退院指導記録監査退院指導実施率（記録を含めて）80%		①退院指導要綱をスタッフへ周知する（改定が必要か検討）・受け持ち看護師の役割を果たす②退院指導が必要な疾患を整理する・パス以外の患者には退院療養計画書を使用し実施する③退院指導を実施した場合は患者の反応を含めて記録に残す
	例：「退院指導記録監査における退院指導実施率を 80% にする」「退院指導に対する患者満足度 90 点を取る」など	分母は？80% でよいか？		

　この病院の目標管理シートには、看護部のビジョンと目標が上に示されています。また、目標値の欄が設けられており、ここに複数の指標があげられています

● NG ポイント：目標値が多過ぎる

　このままでは目標値が多過ぎて、ゴールをどこに置くのか、どういう状態をゴールと考えているのかがわかりにくくなってしまっています。目標そのものも、

目標 1 と 3 は行動レベルの目標です。

◉ NG ポイント：行動計画に対して目標値を設定している

　よく見ていくと、行動計画に書かれている内容を目標にあげていることがわかります。目標管理では、行動計画に対する目標値は必要ありません。行動した結果が成果に現れると考えますから、目標は成果目標であり、成果の指標が明確であればよいのです。

　目標 1 では、「個別性のある看護」が求める成果です。であれば、個別性のある看護をどう評価しようかと考えて指標を設定すればよいのです。ここでは「個別性看護記録」「評価記録」「カンファレンス記録」の 3 つの記録を監査して評価しようとしていることがわかります。ただ、個別性看護記録というものがよくわかりません。何がしかの評価基準を設定し、年度末の監査で一定の基準をクリアできれば「達成」という形で設定するとよいでしょう。

　目標 3 も、このままでは記録すればよいことになっています。本当は、「退院指導の記録の質」を評価したいのでしょう。ここでも評価を記録の監査、すなわちプロセスで評価しようとしています。ただ、ここでの達成＝ 80％が妥当かどうかは、しっかりと吟味しておくことが求められます。もちろんそれでもよいのですが、退院指導そのものの質を評価するなら、患者による評価でもよいと思います。看護側の「記録の質」も大切ですが、退院指導の成果となると指導した相手、すなわち患者です。目標に「安心」であったり、「パンフレットを用いる」「患者の反応」など評価できそうな項目がありますから、アンケートなどでストレートに患者に聞き、退院指導の患者満足度を目標にして評価してもよいでしょう。

引用・参考文献
　1）P.F. ドラッカー. 経営者の条件. ダイヤモンド社, 2006, 96.

第4章

目標設定面接は
ティーチングではなく
コーチングで

目標管理における管理者の役割と責任

　目標管理において、管理者の役割は極めて大きいものがあります。目標管理を導入していちばん動く必要があるのは管理者です。目標管理は業績管理ツールであり、かつ育成ツールであることから、当然といえば当然でしょう。管理者がしっかりしていれば目標管理は必ず成功するといえます。

　まず、目標管理において、管理者が担うべき役割と責任について整理をしておきます。管理者の役割と責任については、大きく分けて2つ考えられます（**表4-1**）。1つは「組織目標の達成」であり、もう1つは「人的資源管理（スタッフの管理）」です。人的資源管理はさらに3つに分かれ、「適正・公正な評価」「適切な動機づけ」「適切な指導・育成」が求められます。

　このように目標管理において管理者は、スタッフの管理を行うとともに部署の業績の管理も担います。求められる業績には多くの数値が設定されています。看護師長は部署の管理者として部署目標を設定する必要があります。

1　部署目標と管理者の個人目標の関係

　目標管理制度において、部署の管理者として看護師長が設定した部署目標は、ほぼ自身の個人目標と一致します。個人として上げた業績も、部署目標達成のために実施しているという観点に立って考えるとよいでしょう。唯一、純粋な個人目標となるものに、自分自身のキャリアアップに関する項目があります。例えば、自身が学会で発表することにより、病院・病棟の価値を高めることができ、業績

表 4-1 ● 管理者の役割と責任

1	組織目標の達成
2	人的資源管理（スタッフの管理） ①適正・公正な評価 ②適切な動機づけ ③適切な指導・育成

表 4-2 ● 個人目標設定時の管理者側の問題点

1	目標設定面接実施において時間管理が不十分
2	目標設定面接が形式化している
3	管理者の課題認識力不足がスタッフの個人目標設定に影響を与えている
4	目標のレベルについて、チェック・意見交換が行われていない
5	目標が管理者からの一方的な押しつけになっている

となる場合などです。

2 スタッフの個人目標設定時における管理者側の問題点

「目標設定指導がうまくいかない」という管理者の声をよく耳にします。問題点はいくつかのケースに分けられますが、目標管理が難しいのではなく、時間管理、課題形成力やコミュニケーション能力、指導力といった、管理者のマネジメント能力、運用力が不足していることが原因な場合もあります。

また、制度本来の目的や効果を十分理解しないままに目標管理を実施している管理者も少なからずいます。その場合は何よりも先に、目標管理についてよく理解し、納得してから運用することが求められます。管理者自身がやらされ感を持っていては、スタッフも同じように思うのは当然です。

特に新任管理者は、目標管理の研修を受けていないことが多いようです。看護部門は、毎年、なぜ・何のために目標管理を実施するのかという認識を管理者全員で統一する機会を設け、ルールを理解してもらい、目標設定方法や面接の進め方など、マネジメントスキルを高める研修を定期的に実施するとよいでしょう。毎年、新任管理者だけを集めてオリエンテーションすることも有効です。

ここから、目標設定指導がうまくいかない場合にありがちな「管理者側の問題点」（表 4-2）を１つずつ見ていきましょう。

●①目標設定面接実施において時間管理が不十分

目標管理で最も重要なのが目標設定であり、そのヤマは目標設定面接にあります。１年の目標管理がうまくいくかいかないかは、この面接にかかっていると言っても過言ではありません。しかし、実際に、この面接をうまく運用できている

管理者は少ないのが実情です。看護管理者にとって、7対1看護の導入後、自部署で管理すべきスタッフの数が大幅に増えました。多忙な上にさらに多くのスタッフを抱え、面接の時間を確保することさえままならないという声はよく聞きます。ある病院の看護師長からは、「目標設定面接が夏休み前までかかった」という話を聞いたことがあります。

　しかし、ここで今一度、管理者の役割を考えてみましょう。看護単位の管理者の第一顧客は、患者ではなくスタッフであるはずです。第一顧客であるスタッフとの面接の時間をとれないということは、職務放棄といってもいいくらいです。管理者はどんなに忙しくてもスケジュールを調整し、スタッフと面接する時間を最優先に確保しなければなりません。ましてや1年の最も重要な目標設定の面接が夏までかかることはもってのほかです。自分に甘えず時間管理を行いましょう。

　目標設定面接はスタッフと看護師長との「契約」の場ですから、どんなに忙しくても看護師長が必ず行わなければならない重要な責務です。しかし、ある病院の手術室ではスタッフが70人もいるため物理的に看護師長1人では難しく、目標設定面接の下準備を副看護師長に行ってもらい、最終的に看護師長が面接して決定するという方法をとっていました。状況に応じて柔軟に対応することも大切です。

●②目標設定面接が形式化している

　時間を確保したとしても、重要なのはその内容です。いかに短時間で中身のある面接ができるかがカギとなります。面接すべき人数が多くなると面接が形式化してしまいがちになりますから、注意が必要です。目標設定面接は業績管理と育成において極めて重要です。くれぐれも流れ作業にせず、一人ひとりのキャリアと役割を考えた面接にしましょう。形式化された面接ではどのスタッフにも同じようなコメントをしてしまいがちです。その姿勢はスタッフに伝わりますので、スタッフまでも目標管理を形式的に実施してしまうことがあります。面接を義務と捉えずに、スタッフを知るチャンスと考えましょう。特に異動してきたばかりの看護師長の場合、4月の目標設定面接はスタッフを知る絶好の機会にもなります。目標設定面接の意義を十分に理解し、また、面接の準備もしっかり行い、コミュニケーションをよくしながら面接を行うよう心がけましょう。

◉ ③管理者の課題認識力不足がスタッフの個人目標設定に影響を与えている

　管理者に求められる能力の1つに「課題形成能力」があります。目標管理においてはこの能力を発揮して自部署の課題を設定します。しかし、管理者が自部署の課題を認識しないままに部署目標を設定してしまうケースが多く見られます。その結果、昨年度と代わり映えのしない部署目標となってしまい、スタッフの個人目標も代わり映えのないものとなってしまいます。

　スタッフの能力の高まりや、異動、病院の動向など、病棟を取り巻く環境は日々変化しているため、課題も変化するはずです。課題の設定についてはさまざまな方法がありますが、多くの医療機関で導入されているのがSWOT分析（p24〜）です。当年度の自部門の強みと弱みを抽出し、さらに自部門を取り巻く環境から機会と脅威をあげ、クロス分析していきます。そこから得られた分析結果を課題として部署目標に落とし込みます。自部署を取り巻く環境をうまく抽出できずに苦労している管理者が多いようですので、本書のSWOT分析の項をぜひ参考にされてください。

◉ ④目標のレベルについて、チェック・意見交換が行われていない

　目標設定面接で管理者がチェックすべき項目の1つに、目標のレベルがあります。スタッフが立ててくる目標は、ルーティンに近い低いレベルのものから、達成が極めて難しい高いレベルのものまでさまざまあります。しかしそういったケースに遭遇したとしても、書き直してもっと難しい・あるいは簡単な目標に再設定するように命ずる管理者はまだまだ少数です。多くの管理者は、スタッフが立ててきた目標をそのまま受け入れ、当年度の目標としていることが多いのではないでしょうか。レベルが合っていないと感じたら積極的にそれを指摘し、当人のレベルに合わせるべきです。そうしないと、せっかくの目標が本人のためになりません。スタッフの育成・キャリアアップの機会を失うことにもつながるので、本人のために積極的に意見交換し、目標が適切なレベルになるよう指導し、修正を指示しましょう。

　このようなケースでは、スタッフに対する管理者の指導力が問われます。管理者がマネジメント能力を高めない限り、この問題は解決できないと考えましょう。

● ⑤目標が管理者からの一方的な押しつけになっている

　目標設定面接が重要であることは何度も述べました。しかし、25人以上のスタッフ全員の面接が、すべてスムーズに1回で終わることはまずありません。特に若いスタッフは目標設定に慣れていないため、事前に説明しても、とんちんかんな目標を設定してくることはよくあります。正直、早く終わらせたくなるようなときもあり、待てずに、管理者側から「この目標」と提示する場合もあるでしょう。しかしどんな場合であっても、目標を管理者側から一方的に押しつけてはいけません。あくまでも「本人の立てた目標」とすることが大切なのです。病棟で担当している役割や、スタッフの興味のあること、得意な分野など、面接の中で話しながら、本人の自発的な言葉を待ちましょう。

　また、複数のスタッフが同じような目標を立ててくることもよくあります。同じ目標を立ててきた場合は、管理者の介入が必要なケースもあります。結果として業務を分担する場合も、押しつけではなく本人の意見を尊重して決定しましょう。

② 目標設定面接はスタッフに語ってもらう

　「目標設定面接が難しい」という声をよく聞きます。それは、管理者が「話さないといけない」と思い込んでいるからにほかなりません。そもそも目標管理では「スタッフの自主性」を大事にしなければなりません。自主性を引き出すには、スタッフに語らせる必要があり、逆に師長が話し過ぎてはいけないのです。しかし、つい、話して誘導しようという「管理者の教えすぎ状態」がみられます。管理者は目標設定面接に当たっては、「ティーチングではなくコーチングするイメージ」で面接に臨んでください。

目標設定面接の準備

目標管理制度における目標設定面接の重要性はいわずもがなですが、面接するにあたって、いきあたりばったりでは、うまくいくものもいきません。周到な準備をしてはじめて、納得のいく面接ができるものです。では、どんな準備をすればよいでしょうか？

1 スタッフについての情報収集

面接にあたっては、まずスタッフのキャリアや昨年までの目標管理の結果などを確認します。要は、スタッフの情報の収集、確認です。スタッフによっては、キャリアプランを考え、3年計画の長期目標を立てていて、今年はその2年目、あるいは最終年にあたる、というケースもあります。看護師長・スタッフともに部署異動がなければ、それほど問題はありませんが、師長が異動となった場合は、きちんと引き継ぎと情報収集を行い、キャッチアップしておきます。そのうえで面接に臨みましょう。

2 スタッフの目標管理シートをチェックする

スタッフが目標管理シートを提出してきたら、まずは立ててきた目標に問題はないか、チェックします。能力を表す目標になっていないか、病棟目標との連鎖はあるか、創造的でチャレンジ性があるか、具体的になっているか、主体的な目標か、当人のラダーレベルに応じているかなど、目標管理の基本とルールにのっとって細かに確認しましょう。また、看護部や病院での決まり事などがあれば、その内容・箇所もチェックします（**表 4-3**）。問題点があれば、ピックアップして書き出し、面接時の確認事項とします。問題点は、この面接のなかで気づかせないといけませんので、確実に拾い上げなければなりません。

表 4-3 ● 目標設定指導・10 のチェックポイント

1	能力を表す目標になっていないか（成果を表す目標になっているか）
2	病棟目標との連鎖はあるか？
3	創造的でチャレンジ性があるか？
4	具体的になっているか？
5	評価可能か？
6	5W1H は入っているか？
7	NG ワードはないか？
8	主体的な目標か？
9	当人のラダーレベルに応じているか？（難易度は適切か？）
10	継続性はあるか？（長期目標か？）

　チェックの結果、スタッフの目標の文章を修正する必要が生じる場合があるでしょう。その場合は、ある程度、看護師長のほうで、文章指導案を考えておくとスムーズです。これもコーチングスキルを使い、押しつけ、誘導にならない程度で修正を支援しなければなりません。管理者が自分で最後まで文章をつくらなくてもよいので、指導するおおよそのポイントだけでも、準備段階で考えておきます。

3　目標マトリクス表をつくる──同じような目標を設定しているスタッフがいないか確認する

　スタッフの目標設定は、病棟目標からの連鎖を前提としているので、仮に 25 人以上のスタッフがいると、まったく同じ目標を立ててくるスタッフが複数いると思います。たとえば「●●マニュアル作成」という目標を立てた人が 3 人いるとします。教育の観点では、3 人それぞれに目標を遂行してもらっても問題ありませんが、実際にはマニュアルが 3 冊あってもあまり意味はありません。実用的なよいものが 1 冊あれば十分でしょう。その場合、看護師長は話し合いのうえ、分担しながら共同で目標に向かわせることを提案するとよいでしょう。この場合も押しつけにならないように、あくまで本人たちの意思を尊重します。

　こうした目標の重複は、後で紹介する目標マトリクス表を作成するとよくわかります（p97 参照）。連鎖の確認をしながら、同じ目標グループができないか、

分担ができないかを考え、調整を行います。

4 評価基準がマッチしているかを確認する

　自院の目標達成度評価の基準は変えられません。しかし、立ててきた目標によっては、評価基準にマッチしない場合がよくあります。その場合、看護師長・スタッフの二者間の話し合いで合意が形成できれば、別の評価基準を設定してかまいません。師長は、事前にどんな基準がよいか、ある程度考えておきましょう。

　この「別の評価基準」をつくることが、看護師は得意ではないようです。与えられた評価基準は尊重すべきですが、目標の内容は、それこそ星の数だけあります。たとえば、「5％アップ」という成果が出た場合、「5％」の価値はケースによってさまざまです。それが標準の範囲内なのか、それとも大いに評価すべき成果なのかは、一次評価者である師長にしかわかりません。しっかりサポートしていきましょう。

5 面接のゴールをイメージする

　面接は、管理者とスタッフの契約の場であるとともに、育成の場でもあります。面接が有効であったとスタッフに思ってもらうためには、面接のゴールをイメージしておくことが大切です。一方的に話さずに、看護師長・スタッフ双方が満足し、納得が得られるようなイメージを持ちましょう。

6 面接進行シートをつくる

　準備万端、いよいよ面接となった場合、できれば、面接進行シート（図4-1）をつくっておくとよいでしょう。まず、面接のポイントを書きます。ゴールイメージの共有、具体的にさせる部分、期待することなどを整理していきます。また、修正が必要となる場合は、その文章例についても、教えはしなくても、スタッフに考えさせるという意味で用意しておきましょう。これらを念頭に置いて、面接を進めるのです。

次いで、進行です。面接の導入は何を話すか、どの目標から話すか、本旨での内容、結びにはどんな声掛けをするかなど、事前にシミュレーションしながらでもよいので、文字に起こして準備します。こうした準備をすることによって、面接に流れをつくることができ、意味のある話し合いの場にしやすくなります。

図 4-1 ● 目標設定面接進行シート

目標設定面接　進行シート

| 被面接者 | ○○○○ | 作成者 | ○○○○ |

ゴールイメージ　具体化させること　期待すること　修正後の目標文章　など

- ・コミュニケーションの充実を図ってどうしたいかを明らかにする〜成果について確認する
- ・「充実」のイメージを具体化させる
- ・○○さんが担える役割を考えさせる

	進行	留意事項
導入	・この前の急変時の対応についてほめる ・患者家族からの言葉を伝える ・この面接の位置づけを確認	・話しやすい雰囲気づくり
本旨	・なぜこの目標にしたのか、意図を聞く〜承認する ・あいまいでわかりにくいところを質問によって明確化する 　→共有し、どう修正したら改善するか考えさせる ・この目標が、手段となっていることを理解させる ・修正後の文章を考える〜役割を提案してみる	・押しつけない、話をさせる ・ズレを明確化する ・本人に答えを出させる
結び	・支援を約束する ・修正目標を確認する	・あいまいなところを残さない

スタッフに話をさせる

　目標設定面接で大切なのは、管理者がスタッフとどうコミュニケーションを取るかということ以上に、いかに本人の話をしっかり聞くかです。人間はほとんどのことを明確に認識しておらず、ただ、漠然と捉えていることが多いものです。漠然としたことを明確に具体化する場面は「他者に言語化して」伝えているときであり、言語化を通じて抽象概念が具体化されます。

　目標管理シートに記入する段階では、うまく表現できていないことはよくあります。しかし、看護師長とスタッフが話をすることで、もやもやしていた頭の中がすっきり整理され、本当に自分が書きたかった内容が具体的に表現できるようになるのです。スタッフに話をしてもらうことで、より具体的な目標へ変換することができ、「話し合った」「腑に落ちた」という納得感の高い目標となります。

　では、どうしたらスタッフが話をしてくれるのでしょうか？　これには、管理者側の「質問のスキル」が必須です。開いた質問・未来質問を発することで、スタッフは立ててきた目標について、さらに考えます。自分の固定観念や思い込みが、一人よがりの目標設定につながるわけで、それが師長の質問により気づきが起き、本当に言いたかったことが目標となり、誰にでもわかる具体的な表現ができるようになってきます。

　この「話をさせる」という裏には、先に述べたように、管理者が話しすぎないということが含まれています。極端な例では、看護師長が最初から最後まで話して説明して終了という一方的な面接をする人がいます。伝えることは大事ですが、一方的な面接では、管理者のコミュニケーション能力が低いと言われても仕方ありません。管理者が心がけるコミュニケーションの基本は「聞く」ことです。いまの若手スタッフは、コミュニケーション力が落ちている傾向があるため、積極的に話をさせるようなアプローチが重要です。

1 コーチングスキルを活用する ──傾聴・承認・質問・I（アイ）メッセージ

　コーチングは教える側が持っている能力や技術を教えるのではなく、相手の中にあるさまざまなリソース（資源）を引き出していくものです。スタッフが目標を達成するにはどうすればいいのかを捉え、スタッフを「自ら考えて行動する人」になってもらうためには、コーチングスキルの活用が効果的です。「この目標はどのように進めたらいいかな？」「年間スケジュールはどのように考える？」などと、管理者が質問しながらスタッフから答えを引き出していくのです。

　一方、ティーチングは新しいことを学ぶ上では大変大切なことですが、教える側が持っているスキルや技術を学ぶという構造のため、教育者以上のレベルアップはなかなか望めません。また、ティーチングの手法だけを使っていると、スタッフが受け身（指示待ち）になってしまい、模範解答を欲しがるようになりますから注意が必要です。

　目標設定面接では、コーチングスキルの中でも「傾聴」「承認」「質問」の3つのスキルを意識して活用するとよいでしょう。さらに、常に、「I（アイ）メッセージ」を意識すると、管理者の思いがスタッフに伝わりやすくなります（表4-4）。

2 ジョハリの窓と目標設定面接

　ここで、ジョハリの窓について説明します（図4-2）。目標設定面接においては、ジョハリの窓の考え方を理解しておくことにより質の高い面接ができます。「ジョハリの窓」とは、心理学者ジョセフ・ルフトとハリー・インガム が発表した「対人関係における気づきのグラフモデル」です。

　ジョハリの窓には、「自分にわかっている・いない」と「他人にわかっている・いないを軸に、4つの領域があります。ひとつは「開放の窓」。公開された自己です。自分も他人もわかっていること。他人がわかっていて自分にわかっていないのは「盲点の窓」といいます。自分がわかっていて、他人がわかっていないのは「秘密の窓」。自分も他人も知らない自分の領域を「未知の窓」と呼びます。

表 4-4 ● 3 つのスキルと I（アイ）メッセージ

傾聴	承認
1．2 つのレベルで集中して聴く 　・発言内容そのもの 　・その背後に隠れているもの 　　（感情、心理的要求、参加意識、ものの考え方） 2．非言語メッセージも読み取る 　　①口調　②表情　③態度 3．話に興味を持って、分かろうと思って聴く 4．自分からも聴いているよというシグナルを送る 　　適切な視線合わせ、うなづき、あいづち、要約 5．判断抜きで理解しようとする 　　内容を評価しない 　　先入観を持って、勝手に解釈しない	事実を認める（事実承認） （例）「今日の患者さんとの対応よかったわね」 成果を認める（結果承認） （例）「いいマニュアルできたね」 存在を認める（存在承認） （例）「〇〇さん、最近、張り切ってるね」
質問する	I（アイ）メッセージを伝える
オープンクエスチョンが原則 相手に考えさせ、気づきを起こさせる （例）〇〇について、どう考えてる？ 　　　何が問題だったと思う？ 課題を明確化し、答えを自ら出せるようにリードする	You メッセージより I（アイ）メッセージのほうが、メッセージ性が強い 自分に対する相手の影響（力）を口に出して伝える （例）「あなたの仕事ぶりを見ていると、私までやる気になります」 ワンポイントメッセージ：「（私も）助かります」

　面接などで、自分が知らない自分を知ったり、他人が知らない自分を話すことは、開放の窓を広げることになります。そのとき、人は成長します。また、支援を受けやすくなります。

　自分は何が得意で、何が足らないか、そのために必要なことは何かということが明らかになってきます。生まれて初めてのことにトライすることを目標とした場合は、自分も他人も知らない自分の領域を小さくする行為ともいえます。このように、目標設定面接は、開放の窓の領域を広げる絶好のチャンスです。スタッフに話をさせ、師長の質問によって、気づきを与えることができるのです。

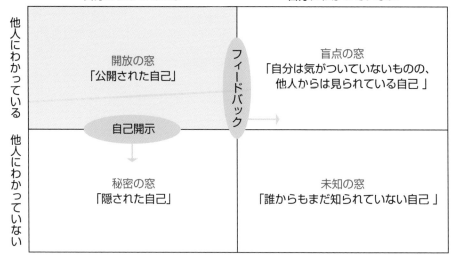

図 4-2 ● ジョハリの窓

	自分にわかっている	自分にわかっていない
他人にわかっている	開放の窓 「公開された自己」	盲点の窓 「自分は気がついていないものの、他人からは見られている自己」
他人にわかっていない	秘密の窓 「隠された自己」	未知の窓 「誰からもまだ知られていない自己」

フィードバック

自己開示

3 目標という"服"を一緒にデザインする

　目標設定は、自分で自分の服をデザインすることと同じといえるかもしれません。誰かがつくった既製服では合いません。自分のサイズや身の丈を知り、素材や色、デザインを決めていきますが、自分に似合っているかどうかはなかなかわかりません。第三者のアドバイスは必須です。第三者に見てもらい、意見や質問を受けるなど話をすることで、さらなるアイデアが浮かび、よりよいデザインに仕上がっていくでしょう。つくり手であり、身にまとう本人であるスタッフに最も似合う服のデザインを看護師長が一緒につくる気持ちで、面接、アドバイスしましょう。デザイン、すなわち目標設定ができれば実行に移していけるのです。

4 話すことで、最終目標をイメージさせる

　スタッフには、何を話してもらうのがよいでしょうか？　これは、成果・達成イメージが基本です。「最終的にいったいどのような成果を生み出そうとしているのか」、そのイメージ（状態）を具体化し、焦点を絞り込む方向で話をさせることが大切です。手段と目的、目標を整理しながら進めます。

　部下が、最初から「何に取り組むか」という視点で目標を設定している場合が

あります。そのようなケースはさらに一歩進め、「いったいこれに取り組むと最終的にどのような成果を生み出したいと考えているのか？」と質問し、その話をさせればよいでしょう。

評価基準を独自に設定した師長

　筆者が顧問として年間通して目標管理を研修指導している、ある病院の師長から、次のように言われました。

　「先生の言うように、目標設定時に自院の評価基準にとらわれずに、ここまでやったらB、これ以上ならA、これ以下ならCって、自分たちで最初に基準を決めたら、あとはそれに従えばいいので期末の評価がとっても楽になりました。これまでは悩みながら、目標となかなかうまくマッチしない評価基準を見ながら決めていたので大変でした」とニコニコ笑いながら、話してくれました。

　目標を添削し、師長研修で、「目標管理は、目標設定時でその8割が決まる」、「目標設定面接は師長とスタッフの契約の場だから、両者が合意すれば評価基準を独自に設定してよい」というアドバイスを忠実に守って、実行してくれた成果が出ました。「わかってくれた！そう、楽になるんです！　よかった！」。思わず心の中で、ガッツポーズが出ました。

---

⑤ 管理者が思う目標とズレがある場合

　スタッフが立ててきた目標が、看護師長が考えているものと違っていた、ズレているということがあります。その場合は、話を聞いているだけでは何も解決しません。面接の場を活用して、積極的な議論をすべきです。議論とはいっても、お互いが主張しあっていてはいつまでたっても目標が決まりません。

　議論の進め方は、

① 「お互いの考えのどこがズレているのか」を明確にする

↓

②「そのズレをどうすれば埋めることができるか」を議論する

↓

③「どんな支援があれば可能になるか」と投げかけ、ズレを埋める議論をする

このような流れになります。

　看護師長が「自分の考えがいかに正しいか」という視点でスタッフを説得するより、ズレを埋める方法の方が、スタッフはより納得感の高い目標設定ができます。

1　能力目標と成果業績目標の表現のズレ

　能力の目標と成果業績目標の混同によってズレが生じることは、かなり多くあります。面接時にしっかり説明しておく必要があります。

　目標管理制度は、「成果・業績」をあげるためのマネジメントツールであり、求められるのは目標に対する「達成度」であり、「結果そのもの」です。設定する目標は、結果を表す記述であることが求められます（図4-3）。

　能力習得に熱心な看護職が設定する目標には、能力を表す「〜できる」の表現で設定しているものが多いのが実態です。「〜できる」という表現は、能力そのものを表しており、成果・業績を求める目標管理制度において目標にはならない部分です。能力を発揮して、業務を遂行（行動）し、「得られるであろう結果」を目標にしなければなりません。

　看護師長は、スタッフが目標設定で「〜できる」という目標を立ててきたら、表現を変えるよう指導してください。

図 4-3 ● 目標管理制度の目標とは

能力	態度 取り組み姿勢	行動	成果	業績

インプット		プロセス	アウトプット	

目標とならない			目標となる	
〜できる	〜に努める	〜している 〜する	〜という結果になる 〜という状態にする	

　例えば、ある専門能力を習得し、ケアチームに入ることにより診療報酬の点数が加算されるという場合があったとしましょう。その場合は、表現を修正することで目標としてよいでしょう。しかし、直接には所属組織の成果につながらず、単なる自己啓発の範囲にとどまる能力習得の場合は、目標管理制度においては目標となりません。文献を読み、研修を受けることで本人の能力は向上するかもしれませんが、それによって病棟全体の価値が上がるわけではないからです。

　目標には、必ず結果が求められます。「能力」「態度・取り組み姿勢」「行動」は、「成果・業績」に達するまでのプロセスであり、目標にはなりません。表現でいうと「できる」「努める」「する・している」ではなく、「〜という結果になる」「〜という状態にする」としましょう。

2　目的と手段のズレ

　目的と手段に関するズレは、極めて多く出てきます。立てた目標が実は手段であった、ということはよくあります。スキルアップ＝能力習得と捉える看護師にとっては、どうしても「成果」という発想がしにくいのかもしれません。あるいは、専門職としての傾向が目の前にある問題志向であり、先にあるゴール志向ではないのかもしれません。ここで、病棟目標「感染管理の徹底」から個人目標を立てようとした事例で、「目的と手段のズレ」を考えてみましょう。

　下記の3つのなかで、目標管理の目標として適切なのはどれだと思いますか？
A 感染管理の知識・標準予防策の手順の習得
B サーベイランス・標準予防策の実施
C 院内感染をゼロにする

　まずは、Aから考えてみます。Aは知識・手順の習得ですから、「能力」を目標にしていることがわかります。すなわち能力目標ですから、目標管理の目標にはなりません。知っていたり、予防策ができたりしても、それは成果ではありません。

　次に、Bはどうでしょう。実施ですから、所有している能力が顕在化した状態、すなわち「行動」といえます。または、発揮された能力です。これも、成果ではありません。

最後はＣです。これは、「院内感染ゼロ」という結果・状態を表しています。すなわち、「成果」ですので、目標となります。Ｂの行動の結果とも考えられます。よって、ＢはＣの目標達成のための手段といえます。このＡ（能力）、Ｂ（行動）、Ｃ（成果）の関係を整理しながら、指導できることが求められます。現場では、ＡやＢを目標としているケースをたくさん見かけませんか？　Ａは能力評価、Ｂは行動評価、Ｃは目標管理（業績評価）で評価することがルールです。

　面接では、なかなかこのことがわかってもらえません。いくら「成果は？」と問うても、手段ばかりが出てきます。管理者は、その場合においても答えを与えるのではなく、粘り強く指導し、Ｃの目標を導き出しましょう。

⑥ サポートの表明

1 ┃ スタッフの目標達成支援は看護師長の義務

　目標管理制度においては、看護師長はスタッフの目標を達成させる義務があります。面接をしながら、チャレンジングな目標を両者の了解のもと設定するわけですから、共同責任があるといってよいでしょう。

　「この目標の達成は難しいけれど頑張って」と師長が突き放すのでは、せっかく難しい目標を立てたスタッフがやり切れません。スタッフ全員の目標が達成されれば、病棟の目標が達成されるのです。さらに、スタッフが達成感を得ることは、モチベーションの向上だけでなく、大きく伸びるきっかけともなります。師長はこのことを肝に銘じ、目標設定面接の場では、目標達成をサポートするということを「言葉」で示し宣言しなければなりません。そうしないと、スタッフが困難に直面したときに迷ってしまいます。

● サポートを表明する言葉の例

　「目標達成に向けて、私もサポートしますから一緒に頑張っていきましょう！」
「そのほかに、何でもいいですから私への期待や聞いておきたいことがあります

表 4-5 ● 支援のタイミング

	どのような場合支援するか	支援の時期の目安・心構え
ラダーⅠ〜Ⅱ	・本人から申し出があった場合 ・問題が生じた場合 ・管理者が必要と感じた場合	週1回〜月1回 手厚く丁寧に行う
ラダーⅡ〜Ⅲ	・自らの判断に不安を感じた場合 ・問題が生じ自分で解決が困難な場合 ・管理者が必要と感じた場合	1〜2カ月に1回 適度に距離を取る
ラダーⅢ〜Ⅳ	・問題が生じ自分で解決が困難な場合 ・管理者が必要と感じた場合	2、3カ月〜半年に1回 任せる方向で行う

か」「期待していますので、一緒に頑張りましょう」「何か相談があれば、いつでも言ってください」。このような言葉が、サポートの表明となります。

　では、どのような場合、どのようなタイミングで支援したらよいのでしょうか？　一般的にはスタッフのレベル、成熟度によって異なります（表4-5）。

　表のような場面、タイミングを考えながら、たとえば次のようにかかわりを深めていきます。

　「○○さん、お疲れさま。いま少し時間ありますか」

　⇒名前を呼びかけることも大切

　「（本人の職務遂行の様子で気がついたよいところに触れて）〜は、なかなかうまく対応していると思うけれど、何か気をつけてやっていることなどあるのですか」

　⇒ 本人が無意識に対応していることのよさを自覚させて意欲を引き出す

　「（本人の職務遂行の様子で気がついた改善すべき点に触れて）〜は、ちょっと気になったのですが、どのような状況だったのですか」

　⇒ 本人の無意識な対応の問題点を自覚させて意識した行動を促す

2 ┃ サポートが必要なケース

　目標設定はあくまでスタート地点です。管理者のなかには、目標設定面接後はほとんど放任状態、日頃のフィードバックを与えることもせず、中間面接も飛ばして、あっという間に期末面接を迎えるケースもあるようです。そこで達成できていないと、スタッフを厳しく叱責する師長もいると、あるスタッフがこぼして

いました。目標管理は「師長から叱られる制度」という変なイメージを持ってしまっているスタッフもいます。これはゆゆしき問題です。スタッフをほったらかしで承認欲求さえも満たさないことで、スタッフのなかに大きな不満が育っていきます。

　目標を設定した後、管理者は、目標達成について動き出すために部下が必要とするものや、与えるべき裁量を確認する問いかけをし、上司ができることはないかというサポートする姿勢を示します。

　では、どんなときにサポートが必要なのでしょうか？　本来は看護師長がスタッフの目標遂行状況を観察し、声かけすることが基本です。特に多職種との連携が必要な目標を設定してきた場合、病棟の一スタッフレベルでは解決できない問題が起きるケースがあります。その際には、管理者が介入して解決を図らなければなりません。権限が及ばない問題についてはスタッフではどうしようもないので、管理者が気づく努力をしなければなりません。

3　サポートの種類

　ひとことでサポートといっても、その関わり具合により、4つに分類されます（表4-6）。最初の段階は、「チェック」です。問題が起きていないかどうかを確認します。この手段として定期的なミーティング、スタッフへの声かけ、スタッフからの報告などがあげられます。こまめなチェック、点検をしておけば、事前にトラブルの芽を摘むことも可能です。取り返しのつかない大きな問題にさせないためにも、定期的に状況を確認しておくことは極めて重要です。ただし、心配だからといって、あまり頻回なチェックをしては責任感が芽生えず、モチベーションの向上が期待できなくなりますので注意が必要です。

　次は「ヘルプ」です。トラブルが発生した際の対応です。これはあくまで、スタッフからの支援依頼があった場合のサポートです。トラブル対応のための業務指示やアドバイス、コーチングなどがヘルプにあたります。これも、あまりに上司が介入しすぎるとスタッフの成長を妨げることにつながりますので、教育的に関わることを意識しましょう。

　次に「プッシュ」です。目標管理には、達成の期限があります。はたから見て

表4-6 ● サポートの種類

技法	目的	具体例
チェック	部下の業務にトラブルや問題が起こっていないか、部下の仕事状況やプロセスに問題がないかを点検し、適切な手だてを講じる	・定期的ミーティングの開催 ・部下への声かけ ・部下からの報連相（報告・連絡・相談）
ヘルプ	トラブルや問題の発生時、あるいはその恐れがある場合、また、部下からの支援依頼に対して、その部下の状況に応じて適切な手だてを提示する	・業務、作業指示 ・アドバイス ・コーチング
プッシュ	部下の業務に期日遅延や報連相に滞りが発生する（恐れがある）場合、または業務に素早く着手させるために、督促の言動を示す	・期日遅延、作業遅れへのアラート ・報連相の督促 ・業務着手の督促
フォロー	部下の業務遂行を円滑に進めさせるために、間接的に支援する	・他部署責任者との調整業務 ・職場環境の整備、改善 ・自らの率先垂範

いて、このペースでは期限内に終わらないと感じたとき（スタートが遅い、作業が遅れている場合）に行います。

　「フォロー」もサポートの一種です。間接的に支援し、達成を促進します。上司ならではの環境整備や調整業務がそれにあたります。自分の力で達成したという達成感を味わわせたい場合に用います。

⑦ 目標設定面接の一般的な流れ

　目標設定面接の一般的な流れについて解説します（図4-4）。ここでは、準備が終わったものとし、また、事前に目標管理シートを配布、各自が目標設定し、面接までにシートを提出してあると仮定して進めます。

1　雰囲気づくり

　この段階で押さえておきたいことは、大きく以下の3つです。

図 4-4 ● 期初：目標設定面接のポイント

面接の手順	◯ よい評価者のパターン	✕ 悪い評価者のパターン
①準備する	①目標管理制度の目的・主旨および部下の最終ゴールイメージを整理しておく	①出たとこ勝負！
②雰囲気づくり	②落ち着いて話せる場所・時間帯を選ぶ	②場当たり的に簡単にすませようとする
③同意点の強調	③同意できるところから話し始める	③相手の考えを否定することから始める
④同意できない点について本人の意見を聞く	④目標や水準を決めた理由や意図を聞く	④本人の意見を聞かずに自分の考えを押しつける
⑤評価者の方向へ誘導する質問を投げる	⑤相手が見落としている点や違う視点を指摘して気づきを与える	⑤評価者の意見のみを押しつける
⑥同意の方向へ持っていく	⑥時間がかかっても疑問等にきちんと答える	⑥無理矢理話を先に進めたり、打ち切ったりする
⑦ゴールイメージを共有する	⑦スケジュールだけでなく、具体策をきちんと詰める	⑦単なるスケジュール確認に終始する
⑧上司・病棟に何を期待するか確認する	⑧達成に向けて協力できることを聞き、伝える	⑧「目標達成は部下本人の責任」と突き放す
⑨目標を確認する	⑨話し合った内容を確認する	⑨わかったつもりで確認せずに終わる
⑩期待感を伝える	⑩励ます	⑩事務的に終わる

最終的な決定は上司

①話しやすい雰囲気づくりをする

②向かい合って座らない

③まず一般的な雑談をして気分を落ち着かせる

　まず、落ち着いて話せる場所や時間帯を選びます。二人だけになれる静かな環境、できれば、会議室など独立した部屋があればベストです。場所の余裕があれば、机を挟んで向かい合って相対するのではなく、お互いが斜め45度になるような位置関係で座ります（図4-5）。

　時間は、一人30分程度は見ておきましょう。場当たり的に、簡単にすませようとするのは厳禁です。看護師長によっては、夜勤明けなどのスタッフを廊下で見つけて、立ち話で「あの目標なんだけど……」と始める人もいるようですが、これは絶対にやってはいけません。

　目標設定面接は、目標管理のなかでも最も重要な段階です。また、これから1年間の目標遂行に向けて、大事な「契約」の場でもあります。それを廊下の数分

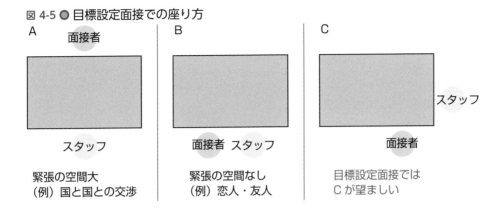

図 4-5 ● 目標設定面接での座り方

A　面接者　スタッフ

緊張の空間大
（例）国と国との交渉

B　面接者　スタッフ

緊張の空間なし
（例）恋人・友人

C　スタッフ　面接者

目標設定面接では
Ｃが望ましい

の立ち話ですませてはいけません。こういうことをしていると、スタッフから「あの師長は面接もしてくれない」とのクレームを受けることになります。一方、師長側は面接をしたという認識なので、最初から双方に溝ができています。これでは、うまくいかないのは当たり前です。

　雑談で気分を落ち着かせた後は、最初に「いまから目標設定面接をする」という面接の目的を述べます。一般企業においては、目標設定面接を終えた際に、目標管理シートに日付と本人と上司双方のサインを書く欄を設けています。お互いが、あの日の面接は目標設定面接であって、ちゃんと双方合意したということを確認するのです。

2　自部門の目標と方針を説明する

　目標設定面接の前に病棟会等で、今期の病棟の目標や方針を伝えてある場合は、簡単に確認します。また書面だけで配布というところもあると思います。いずれにせよ、「（目標の）連鎖」を確認する意味でも、病棟目標はいつも確認できるようにしておきます。

3　本人への期待を伝える

　今期の病棟目標を踏まえ、本人へ役割などの期待を伝えます。病棟目標達成には、全員の力の結集が必要ですが、面接のなかでは相手の名前を呼び、看護師長

としての思いを本人に熱く語りましょう。

4 目標や水準を決めた理由・意図を聞く ——個別案件について質問を投げかける

　ここからは、設定した目標について質問していきます。病棟目標との連鎖・整合性、測定基準の具体性を中心に話を進めます。

◉ 同意できる目標

　目標は複数設定していると思いますが、一番目の目標から順に話す必要はありません。目標のなかでも同意できるところから話し始めます。これは、準備の段階でわかるはずです。最初にスタッフの考えを否定するような目標から始めると、あとまで引きずり、面接全体が重苦しくなるので注意が必要です。

◉ 同意できない目標

　同意できない目標や水準については、本人にその理由や意図を聞きましょう。いちばんよくないのは、本人の意見を聞かずに看護師長の考えを押しつけることです。これは、必ず反発されます。目標設定面接を実施する意味もなくなるため、注意が必要です。コーチングを意識し、スタッフが見落としている点や異なる点があれば指摘し、気づきを与えます。スタッフ側から疑問点が出てきたら、きちんと答えましょう。打ち切ったり、無理やり話を先に進めたりするのは、不誠実な印象を与え納得を得られません。最終的には、双方同意の方向へ持っていきます。

5 ゴールイメージの共有

　続いて、ゴールイメージを共有します。これは、スケジュールだけではなく、どのように進めるかという具体的内容もきちんと詰めておきましょう。ただのスケジュール確認に終始しないよう気をつけましょう。

6 上司に何を期待するか確認する

最後に、達成に向けて協力できることを伝えます。また、上司である自分に何を期待するのかも聞いておきます。こうしたことは、スタッフに、常にサポート・支援してもらえるのだという安心感を与えます。目標設定したあとは知らぬふり、目標達成は部下本人の責任と突き放す態度はよくありません。

7 再設定

実際に、上記のような流れのとおりに行くことはまれではないかと思います。目標設定が一回の面接では終わらない、二度三度重ねてやっとなんとか終わるという声もよく聞きます。そして、最初に立ててきたスタッフの目標とはまったく異なる目標・内容になるのを見るにつけ、「これは、誘導して自分の考えをスタッフに押しつけているのではないか」と不安を訴える看護師長もいます。

ある医療機関では、目標設定のアドバイスを副師長が行い、ある程度の形にまでなった段階で、看護師長と面接をするというしくみにしているところがありました。部下の多い看護師長ですから、効率的に進めるうえでの参考になるのではないでしょうか。これは、副師長の育成にもつながります。

第5章

個人目標設定の
落とし穴

病棟目標と連鎖していること

　スタッフの目標は、原則として病棟目標と連鎖をしていなければいけません。図 5-1 に連鎖の例を示します（p55 で紹介した図 3-4 の再掲となります）。今年度の病院の目標が「安全な医療の提供」であったとします。それを受けて、看護部では「安全な看護の提供」という目標を設定しました。さらに、A 病棟では看護部の目標から SWOT 分析を実施して、「転倒・転落において医療事故 2 レベル以上の発生件数を前年の 50%にする」という病棟目標を立てました。さらに A 病棟のスタッフ B さんは、病棟目標から自分ができることを考え、「これまでの病棟での転倒・転落インシデントを分析して、発生予防具体策を提案する」という個人目標を立てたのです。

　この一連の目標は、ブレークダウンしながら、きれいに連鎖していることがわかると思います。

　目標管理はもともと経営ツールですから、このように、トップの考え方を末端まで伝える機能もあるのです。

　スタッフに病棟目標と連鎖する目標を立ててもらうためには、とにかく病棟目

図 5-1 ● 目標の連鎖・ブレークダウン例（再掲）

病院	安全な医療の提供
看護部長	安全な看護の提供
A 病棟	「転倒・転落」において医療事故 2 レベル以上の発生件数を前年の 50%にする
スタッフ B	これまでの病棟での転倒・転落インシデントを分析して、発生予防具体策を提案する

標を意識させるしかありません。一般企業では、個人の目標管理シートに所属組織の目標を書く欄を設けて、一般社員はそれを見ながら、自分の目標を立てるようなしくみとして連鎖に成功した例もあります。

1　なぜ連鎖できないのか

　連鎖させなければならないとスタッフが思いながらも連鎖しない理由は何でしょうか？　一番多いのは上位目標、すなわち病棟目標の成果・業績指標が不十分であることに起因しています。目標を設定する場合は、「何を」「どのレベルまで・どんな状態に」と条件を考えていきますが、病棟目標でこれらが不十分だと、スタッフは目標を連鎖しにくくなります。

　たとえば、「新しい病棟業務手順・基準マニュアルを検討し、今期中に完成させる」という目標例で考えてみましょう。この目標の成果・業績指標は、「今期中に完成できたか・できなかったか」という一点に絞られます。

　一見、わかりやすい指標のように思えますが、実は、このような目標はあまりよい目標ではありません。完成できればよいのであれば、使いにくいミスだらけのマニュアルでもよい評価点をつけるのかということになるからです。成果を測る尺度が指標ですから、成果物であるマニュアルとはどのようなものなのかを明確にしなければ、指標としては不十分です。「どのレベルまで、どんな状態に」という記述のない目標は、どのようにレベルを高めるのかわからないわけで、スタッフとしても自分の目標を連鎖させようがありません。仮に、「業務効率が上がることを目指したマニュアル」とするならば、スタッフは効率が上がるところを捉えて「業務プロセスの効率化」というように、連鎖がしやすくなります。

　このように、高めるべき方向性を指標として明確に示してある目標が、連鎖しやすい部署目標であるといえます。

2　連鎖を可視化する

　目標には、大きさがあります。おおむね看護部の目標が一番大きく、次いで病棟目標、一番小さいのが個人目標です。看護部の目標は、すべてのことを包み込

める大きな目標になっているはずです。それを受けての病棟目標ですから、看護部目標よりは小さくなりますが、あまりにも小さくなりすぎると、今度は個人目標が立てられなくなり、結果として連鎖ができなくなるというケースがあります。

　連鎖の基本はブレークダウンですが、病棟目標が小さすぎるとブレークダウンができないという事態に陥ります。では、どうしたらよいでしょうか？　1つの対策として、一度「連鎖を可視化」してみることで、自分が立てた病棟目標の大きさが理解しやすくなり、目標を修正することが可能になります。

　具体例で考えてみましょう。図5-1の、看護部長の「安全な看護の提供」からA病棟、スタッフBさんへの連鎖は問題ありません。表にしても、なんら違和感はありません（表5-1：1段目）。

　では表の2段目、次の目標で考えてみましょう。看護部長が立てた「看護業務の効率化」を受けて、A病棟師長が「与薬業務の問題点抽出」という病棟目標を考えたとします。そうすると、スタッフBさんは、自分の目標を何にしたらよいでしょうか。

　病棟目標が小さく具体的すぎるため、スタッフBさんは困るのではないでしょうか？

　看護業務という大きな塊が、いきなり「与薬業務の問題点抽出」という小石になってしまった感じです。病棟には、さまざまな業務がありますが、さまざまな理由があって、そのなかから与薬業務を選ぶのはよいと思いますが、病棟目標で「問題点抽出」まで具体化してしまうと、スタッフがすべきことがなくなってしまいます。ここは、せめて「与薬業務の効率化により与薬インシデントゼロ」くらいの塊にしておけば、スタッフは、たとえば「与薬カートのケース配置方法の見直し」というスタッフに見合った大きさレベルの目標が立てることができるのです（表5-1：3段目）。

　これらのすべての目標をマトリクスにしますと、連鎖の状況が一目でわかるとともに、対比が可能ですから、目標の大きさのいびつさもわかるようになります。さらに、目標の重なりや抜け落ちなどもチェックできるので、師長はぜひ、活用されるとよいと思います。

　複数のスタッフが同じ目標を立てている、ということも一目瞭然となり、ベテランが若手より低いレベルの目標を立てているなど、スタッフ間のレベルのチェ

ックも可能になります。目標マトリクス表を、スタッフに配ることも有効です。教育の一環として、代表的な目標連鎖のエラーと対処方法を提示し、部署の目標連鎖を確認させるのです。

目標マトリクスとは

　上司の目標とその部下の目標の対応関係を整理するものです。メリットとしては、

⇒ 目標がきちんと上司・部下間で連鎖しているかの「見える化」ができる。

⇒ 上司・部下が目標設定面接をしているときに気づかなかった目標連鎖のずれを確認、修正できるということがあげられます。

表5-1 ● 目標マトリクス例

看護部長	A病棟師長（自分）	スタッフB
安全な看護の提供	「転倒・転落」において医療事故2レベル以上の発生件数を前年の50%にする	これまでの病棟での転倒・転落インシデントを分析して、発生予防具体策を提案する
看護業務の効率化　⟶	与薬業務の問題点抽出　⟶	？
看護業務の効率化　⟶	与薬業務の効率化により　⟶ 与薬インシデントゼロにする	与薬カートの患者別ケース配置の見直し

3　目標の大きさ

　前述したように、目標には大きな目標と小さな目標があります。これは、組織での役割、業務レベルとほぼ比例しているといってよいでしょう。一般的には、上へ行けばいくほど長期的で横断的で、幅の広い、奥行きのある大きな目標となります。そして、下へ行けばいくほど、短期的で、目の前にある、極めて具体的な目標となります。師長が病棟目標を立てる際、また、スタッフの目標設定を支援する際には、このことを意識しておく必要があります。

4　連鎖で重要なこと

　個人目標が病棟目標と連鎖することの大切さばかりを述べましたが、最終的には、本人が納得して連鎖した目標を立てる、ということが重要です。目標をブレ

ークダウンした際に、盲目的に上位者の意向を取り入れて目標設定するのは、仮に目標を達成したとしても、あまり満足感は得られないものです。連鎖し、ブレークダウンしながらも、自分自身が興味を持った内容が組み込まれていないと、おのずと取り組む姿勢が違ってきます。

　師長が間違えてはいけないのは、きれいに連鎖していることが大切なのではなく、実際にそのような動きがあり、スタッフが納得した結果、連鎖が行われていることこそが大切なのだ、ということです。

　目標管理の原則に立ち返れば、「目標は本人」のものです。師長がある目標に対して連鎖を強要すれば、その瞬間に目標は与えられたノルマと化します。スタッフは、設定する目標に意味を感じるようなマネジメント、情報提供がされていれば、モチベーション高く業務を遂行できるでしょう。

5 　能力目標

　先述のように、基本的には、能力向上の類は目標管理の目標となりません。それは、目標は最終的には上位組織に連鎖して、組織の「成果・業績」を求めるからです。個人がいくら能力を高めても、多くの場合、それは個人の範囲でとどまり、その人の内にインプットされるだけで、アウトプットされないまま病棟の成果にはつながらないというのがその理由です。ですから、いくら外部の研修に行って知識や能力を高めても、直接的な成果にはならないので、目標にはならないのです。

　しかし、逆に、病棟目標を達成するためにスタッフが能力を高めなければならない、資格を取らなければならないというケースはよくあります。特に診療報酬などで、「○○の研修を受けた看護師」「△△の資格を有する看護師」に限り算定できる、加算がつくという場合がそれにあたります。看護師が医療安全や緩和ケアなどの研修を受けることで診療報酬が算定・加算されるのであれば、病院は喜んで研修に出すでしょう。それは、研修受講の先に、診療報酬点数増加という「成果」があるからにほかなりません。緩和ケア病棟が加算を取るために、看護師に資格取得や研修受講を勧め、スタッフも研修受講を望むのであれば、それは立派な目標になります。

② 創造的でチャレンジ性があること

　目標管理は、育成ツールとしてもとても有効なツールです。新しい業務に取り組んだり、従来業務を新しい方法で実施してみたり、また、一歩高いレベルの仕事を自分のものとすることで、スタッフは成長していくものです。

　同じ仕事を繰り返す場合でも、正確性が増したり、ミスが減ったり、熟練度が上がったりはしますが、大きな成長は望みにくいものです。まさに、人は仕事によって磨かれるわけで、新しい目標に向かい皆がチャレンジ精神をもった病棟は、よい雰囲気のなかで切磋琢磨しながら伸びていきます。病棟のなかで、そうした風土をつくっていくのも看護師長の役割といえます（図5-2）。

　このように師長は、スタッフのキャリアを伸ばしていく役割を担っており、そのためには、目標管理が強い味方になってくれます。

　では、創造的でチャレンジ性のある目標を立てるにはどうしたらよいでしょうか？　基本的には、以下のいずれかの要素を入れることで目標が創造的でチャレンジ性があるものになります。

①新しいことに取り組む内容であること

図 5-2 ● 伸びる病棟

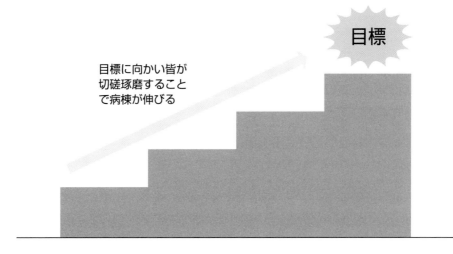

②新しいことを創造・開発する内容であること

③改善工夫を内容に盛り込むこと

　目標が努力しなくても達成できるようなものでは、目標としての意味がありません。目標は、本人の能力よりやや高いものとし、本人が努力することによってなんとか達成できるレベルが、チャレンジ性のあるものと考えます。本人が「ちょっとキツイな」と思う程度がよい目標です。そうした目標であって初めて、本人がその達成に努力し、その過程での経験を通じて自己啓発し、能力が伸長するとともに、目標の達成という満足感と充実感を感じとることができます。

　また一方、組織においても現状の延長線上にあるような目標では、大きな前進は望めません。経営者が管理者に期待するのは、部下にチャレンジングな目標を持たせ、その実現のために部下を指導し、その過程で能力を開発することです。目標水準が低いと思われる部下には、全体目標と全体方針をよく説明し、チャレンジングな目標への修正を求めてください。看護師長には、この水準判断の技量も必要です。

1　新しいことに取り組む内容であること

　これは、「自分（本人）にとって新しいこと」であり、病棟にいままである業務を目標にすることでかまいません。たとえば、今年はじめてプリセプターの役割になったから、新人育成を目標にしてもよいということです。

　同じ業務でも、より高いレベルで挑戦することも「新しい未知の世界」のことなので、目標となります。仮に、2年連続プリセプターをするとなった場合、前年より高いレベルでの育成指導を目標にしたいとスタッフが考えるのであれば、それでOKです。それを具体的に表現してもらい、目標としましょう。

　逆に、「今年もプリセプターを去年と同じように頑張ります」では、なんら新しいことに取り組まないことになるので、目標にはなりません。せっかく、プリセプターの役割を担うわけですから、そこに工夫を求めたいものです。看護師長は、育成の観点で年々ハードルを上げていくよう勧めることが求められます。

　このことは、管理者が、スタッフにとって「何が新しいことか」を知っておかなければならない、ということを意味します。ですから、看護師長が病棟を異動

になったときは大変です。スタッフのそれまでのキャリアがわからないわけで、事前に面接などをして、いちはやく情報を収集しなければなりません。そうしないと、スタッフ本人に有効な目標を指導できないという事態に陥ります。

2　新しいことを創造・開発する内容であること

これは、病棟にとって「まったく新しいこと」「新しくつくりあげること」が、該当します。それまでの方法をまったく変えるなど、無から有を生み出すことです。たとえば「申し送りの方法をまったく新しい方法に変える」、「新たに病棟業務マニュアルをつくる」などがそれにあたります。

実は、このような目標は看護部目標にはよく見られますが、スタッフが独自に立ててくるケースはあまりありません。それは、決められた従来業務から目標を考えるスタッフにとって、このようなまったく別の観点で目標を立てることは、結構難しいことだからです。基本的には、通常業務以外からの目標となり、かなりの負担になることは避けられませんが、逆に達成したときの効果は大きく、このことをきっかけに、成長するケースは多く見られます。

また、この観点で病棟目標が立てられた場合に、スタッフが連鎖をしっかり考えることができれば、上手にブレークダウンした目標を立てることができるでしょう。看護師長としては、そこに期待したいものです。スタッフ自身ができること、担える役割を考えてもらえるよう、病棟目標を発表する際に詳しく説明するとよいでしょう。

ここでのポイントは、ブレークダウンです。何度か述べたように、スタッフが連鎖を考え、具体的にブレークダウンできないケースが多いのです。ある病院では、病棟で新しい目標を掲げた場合、新規目標に関わるプロジェクトメンバーを同時に発表し、そこでの役割から目標を考えてもらう、という方法を取っています。そこで、組織環境を整えることでスタッフの自主性を引き出そうという作戦です。病棟スタッフの成熟度にもよりますが、1つのアイデアとして参考になります。

3 改善工夫を内容に盛り込むこと

　新しいことを目標として立てることは、特に若手スタッフには難易度が高いものですが、「改善工夫を内容に盛り込むこと」は、そんなに難しくありません。ただ、ここでの改善工夫は、結果として病棟の成果・業績につながることが大前提です。すなわち、ただの業務改善ではないということです。

　改善工夫については、さまざまなパターンがあります。

　類型化してまとめると、

①現状あるものをさらによくする（強化・充実化・促進・徹底など）

②よくないものをよくする（削減・改善・見直し・効率化など）

③よいものをよいままにする（継続・定着化）

となります。

　看護師長がスタッフに目標設定指導する場合は、いずれも、「〜化」というあいまいな表現は避け、どの程度改善するのか、どのような状態にするのかをできるだけ具体的（可能であれば数値化）に記述することがポイントとなります。

4 難しい目標は大きな成果を生む ——エドウィン・A・ロックの目標設定理論

　アメリカの心理学者エドウィン・A・ロックは、目標設定理論（図5-3）において「難しい目標のほうが達成しようとして大きな成果を生む」と述べています。もちろん、この困難さは、自身が受け入れていること、納得していることが前提です。達成するのが難しい目標、でも頑張ればなんとかなりそうと思うと、人は生産性を高めようとします。あらゆる方法で工夫もします。いわゆる火事場の馬鹿力が発揮されるのです。やらされ感があっては、この力は発揮されません。ただ、あまりに難しすぎる目標では初めからあきらめてしまう可能性もあるので注意が必要です。一般的には、達成は五分五分の可能性というのが、最もモチベーションが高まり、よい目標といわれています。

　一方、その反対の「パーキンソンの法則」も紹介しておきます。低い目標設定をすると、無意識のうちに自分のエネルギーを調整して、結果として低い成果に

留まってしまうという法則です。

　一般に、看護師長は育成や組織の目標達成のためにスタッフに高い目標を立ててほしいと思い、スタッフは目標達成度を上げるために低めに目標を抑えたいというズレが生じます。このコンフリクトのなか、十分なコミュニケーションをもとに、スタッフのモチベーションを上げ、納得したかたちでチャレンジングな目標を設定してもらうのが、管理者に求められる目標設定プロセスです。続いて、そのためには何が必要かを考えていきましょう。

5 ┊ 難易度設定

　創造性、チャレンジ性が極めて高い目標は、難易度の高い目標であるといえます。一般企業では、目標設定の際にこの難易度設定も同時に行うことがあるので、ここでご紹介しておきます。

　たとえば、ラダーⅡのスタッフが立ててきた目標が、「かなり難易度が高い、これはラダーⅢのレベルの目標である」と師長が判断したとします。その際に師長は、目標設定欄に「高難易度」の記述をするのです。難易度の基準は何段階かあってもよいですし、いろいろな取り決めが可能です。事前に病院や看護部で決めておくとよいでしょう。ただ、難易度の判断は、一次評価者である師長しかできないので、注意が必要です。

図 5-3 ● エドウィン・A・ロックの目標設定理論
1. 困難な目標の効果

> **難しい目標・短時間で行わなければならない目標**
> ⇒達成しようとして、大きな成果を生む

2. 明確な目標の効果

> **明確で具体性を持った目標 ＞ 曖昧な目標**
> ⇒モチベーションが高くなる

3. フィードバックの効果

> **早い時期でのフィードバック**
> ⇒モチベーションが高くなる

表 5-2 ● 具体化のための 5W1H

Why	目的・ねらい	何のために
What	課題	何をどの程度
Where	対象範囲	どこを対象に
How	実現手段・方法	どのようにして
When	実現時期	いつまでに
Who	実現主体	誰が

　あとは、運用、評価結果の反映との関係次第ですが、達成できなかったとしても、あえて難しい目標にチャレンジした、ということを評価して加点するというルールを設定することも可能になります。

③ 具体的であること

　目標設定において、一番大切なのは「具体的であること」です。具体的でないとどうなるでしょうか？　目標設定時に具体化作業をしないままにしておくと、あとで困ります。一番困るのが評価時です。あいまいな部分が残ると、「達成したのかしなかったのか、よくわからない」「いまさらながら、目標そのものの意味がよくわからなくてどうしようもない」という結果に陥ります。現場では、具体的でない目標例を山のように見受けます。管理者が目標設定時に、精力的に指導しなければならない部分です。

　まず、具体化する第一歩は、5W1H を押さえることです（表5-2）。

　「Who（誰が）」は、原則として自分（本人）です。自分自身の目標ですから、自分となります。しかし、往々にして、自分が主体となる目標になっていないケースがありますから確認が必要です。What は「何を」だけではなく、「どの程度」まで記入します。まさに、ここがゴールであり、成果です。数字で表すことができる目標であればよいですが、できない場合もあります。その場合は、どのようになればよいかという状態を表現します。

　目標管理において、「目標設定」は「上司と部下との契約」の場といえます。契約にあいまいな言葉、抽象的な言葉が使われないのはおわかりかと思います。仮に、皆さんがマンションの部屋を借りるときのことを考えてください。家賃をはじめ、細かな内容が書かれた賃貸契約書を交わします。そこには、具体的な決め事が書かれています。1つとして、あいまいな文言、どのようにもとれる言葉は使われていないはずです。数字でなくても、共益費の内容、ペットの飼育、退去時の条件、中途解約した場合など、借主と貸主双方が齟齬なきよう合意した文章が並びます。また、第三者が読んでもわかるようになっています。

　目標設定の文章も同様です。あいまいな点を残すことなく、「どのような事柄が達成された状態か」を合意できる文章をつくるよう指導しましょう。目標設定があいまいだと、評価もあいまいになってしまいます。

　例をいくつか挙げてみましょう。

「看護実践能力を向上させる」

「スピードアップする」

「ミスを減らす」

「チームワークを大切にする」

「すべての業務に対応し、積極的に取り組み向上を図る」

　すべてよくある目標設定例です。どうでしょうか？　一見すると、いかにもよさそうな目標に見えますが、すべてあいまいな目標です。立てているスタッフのほうは、一生懸命になっているので、あいまいであることに気がつきません。ただ、この目標でいいのか漠然とした不安のなか提出してきます。その漠然さが、文章に現れるのです。「何を」までは書けても、「どの程度まで」が抽象的になってしまうのです。しかし指摘されないと、わからないケースがほとんどです。

　看護師長は、これらの表現を具体的にするために、修正・指導しなければなりません。すっきりとしていないスタッフの頭の中を、具体的にすべく達成イメージを面接のなかで共有していかなければなりません。この作業は極めて重要です。一つひとつ丁寧に指導していかないと、いつまでたっても目標管理の質は高まりません。評価結果を何かに活用する場合も、信頼のおけない評価では運用が難しくなってしまいます。結果、「あの人には評価されたくない」という不信感にもつながります。具体化する作業ができれば、スタッフに具体化するヒントを指導

できます。誰もが具体的な目標を立ててくるようになれば、目標設定時、管理者は、とても楽になります。

　一般企業でも同様の悩みがありました。ある企業では目標設定に関する研修を、管理職だけでなく、一般職員にも実施する企業がありました。また、よい目標設定事例などの参考資料を配布しながら、職員が具体的な目標設定をできるようサポートする企業も見られます。それくらい注力すべき大きな課題といえるでしょう。

　ではなぜ、具体的でない目標がたくさんつくられてしまうのでしょうか。「どの程度」という具体的な内容が抜け落ちることもありますが、その他、特定の語句を使ってしまうことで具体性がなくなるケースも多くあります。まずは、その原因となる言葉、NG ワード（**図 5-4**）について 1 つずつ見ていきます。

1 NG ワードを使わない

①【……など】

　「など」という語句は、前の文章を一気にあいまいにしてしまいます。範囲、目的、対象が特定されません。評価時に、この「など」に含まれるという後づけの言い訳も可能にしてしまう、この言葉は NG です。基本的には使わないようにしましょう。もしも、面接時に、この語句を見つけたら、「など」は、他に何を

図 5-4 ● 目標設定の NG ワード

目標設定において、下記のような表現は、抽象的で「達成された状態」のイメージが共有されないため「禁句」です。

【……など】			目標・対象が特定されておらず、結果いかんで変わる	改善例	対象を特定・明記する
【努力する】	・徹底する ・目指す	・頑張る	目標は達成するために設定するのであり、努力目標のような表現は不適切	改善例	×× を○○まで達成する ×× を○○の状態にする
【極力……】	・可能な限り ・必要に応じて	・できるだけ ・なるべく	どれだけできれば「達成された状態」なのか不明確	改善例	
【推進する】	・取り組む ・把握する		テーマであり、ゴールである「達成された状態」が不明	改善例	
【○○化する】	・効率化する ・安定化する	・明確化する ・共有化する	これだけでは目標として不明瞭	改善例	○○化した後の状態を明確に記述する
【支援する】	・助言する ・調整する ・貢献する ・バックアップする ・フォローする	・協力する ・管理する	目標は達成の主体が他力本願になりがちな表現は不適切	改善例	あくまでも自分自身が担うべき役割やアクションプランとして主体的な表現にする
【積極的に】	・臨機応変に ・協調して ・スムーズに	・迅速に	取り組み姿勢や気持であり、達成度が曖昧になる。これらの表現を目標記述から削除しても内容は変わらない		

表しているのかを確認し、具体的に文章に明記するよう指導します。

②【努力する】【徹底する】【頑張る】【目指す】

　目標は達成するために設定するのであり、努力目標のようなこれらの表現は不適切です。これらの言葉を使うと、心地よく響きますが、目標を設定して実行するのは当たり前のことであり、必要ありません。

③【極力】【可能な限り】【できるだけ】【必要に応じて】【なるべく】

　どれだけできれば「達成された状態」なのかが不明確です。頑張ろうという気持ちは伝わりますが、結果があいまいになります。

④【推進する】【取り組む】【把握する】

　これらは、目標の「テーマ」です。ゴールである「達成された状態」が不明です。

⑤【○○化する】【効率化する】【明確化する】【安定化する】【共有化する】

　「○○化する」は、よく使われますが、○○化した状態は、どんな状態なのかがはっきりしません。どう変化したかは、人によって取り方が変わる可能性のある表現の1つです。自分では効率化したと思っても、上司の目にはまったく変わらないということもありえます。どういう状態が○○化なのか、さらにいえば、○○化した段階があるはずです。やっと達成したのか、楽々達成したのかは"○○化"だけではわからないので、A評価かB評価かという肝心の評価が人によってまちまちになる可能性があります。

⑥【支援する】【助言する】【協力する】【調整する】【管理する】【貢献する】【バックアップする】【フォローする】

　これらの言葉には、必ず「相手」が必要です。相手に対してどうするか、を表す目標になります。結果として、目標の達成が自分の力だけではなくて、他力本願になりがちな表現といえるでしょう。これらの表現も不適切です。あくまでも、自分自身が担う役割やアクションプランとして主体的な表現に変更します。

⑦【積極的に】【臨機応変に】【迅速に】【協調して】【スムーズに】

　これらは「気持ち」や「取り組み姿勢」であり、達成度を曖昧にしてしまう言葉です。これらの表現を目標の記述から削除しても、内容は変わりません。

　あいまいな目標をなくすために、これらのNGワードを資料としてスタッフに配布するのも一案でしょう。

2 目標達成基準を明確にする

あいまいになる原因の1つに、目標達成基準の問題があります。目標には、定量的な目標と定性的な目標がありますが、目標達成基準があいまいになりがちなのは、定性目標です。目標達成基準の観点では、どうしたら具体的になるでしょうか？

● 「いままで」と「これから」で表す

何をもって達成とするかを表現する際に最もわかりやすいのは、その違いを明確にすることです。すなわち「いままではこうであった」ということを書き、さらに「これからはこういう状態する」ということを列挙します。そうすることで変化が明らかになり、評価しやすくなります。変化した状態が、成果を表します。

● 状態と質を表す

数値で表せない目標は、基本的には「状態」で表現することが第一です。あとは、「質」の視点を入れます。どのような視点で評価するかを事前にすり合せておくのです。スピードなのか、満足度なのか、1つの目標でもさまざまな視点があります。この部分を上司と部下がしっかりとすり合わせをしておかないといけません。さらに、評価で困らないように、どの視点において、どのような状態だったらAやB評価なのかを取り決めておく必要があります。

3 看護部によるスタッフ指導

スタッフが最初に立ててくる目標は、慣れていないと具体的とは程遠い目標になっていることが多いものです。何が言いたいのかわからない目標もあります。そのためには、面接でじっくり話を聞き、サポートしていく必要があります。よく聞くと、能力向上をしたかったのだなというケースもあります。具体的にと言われ無理に数値で表してきた場合も同様です。本当は何を目標にしたかったのか、本末転倒になっていないかなどを確認します。このように目標を具体的にする作業は、上司にとって大変なエネルギーを必要とします。

しかし、だんだん慣れてくると、スタッフもコツがわかってきます。ただ、目標設定の機会は年に1、2回ですから、慣れるといっても、数年かかってしまい

ます。スタッフ共通の同じ課題なので、看護部主催でスタッフ向けに「目標設定研修」を開催するのもよいアイデアです。目標管理をしっかり活用しようと考えたある病院の看護部は、看護部長判断で、全看護スタッフに向けてこの研修を実施し、目標管理の質を上げることに成功し、成果をあげています。

④ 主体的であること

　目標管理で何より重要なのは、「目標は自分で設定すること」であることは何度か述べました。上司から与えられるものではありません。本人の意思が入っていないものは、目標管理制度においては目標にはなりえません。もしも、上司から目標を与えられたとするならば、それはノルマ以外の何物でもなく、達成は義務となってモチベーションが下がり、やらされ感のみが発生し、「上から言われたから」という気持ちとともに、いやいや実行することになります。

　目標管理の本来の意味として、最後に「セルフコントロール」がついていることはすでに述べました。目標はあくまで、自分が達成することを前提に設定します。

　看護部における目標管理を見ていると、目標設定の段階で、看護師長が過度にスタッフに介入するケースが見られます。そのような行動を取ると、スタッフの主体性が失われます。そうした影響下でのスタッフの目標は、普段の業務以外の業務、すなわち看護研究や資格取得などに、主体的目標が偏ることになりがちです。しかし目標管理は、日々の業務のなかから、自分が主体的に関わって成果につながる目標を立てるのが本来の姿なのです。

　誰もが主体的な目標を立てられないわけではなく、はじめから主体的な目標設定ができるスタッフもたくさんいます。しかし、特に若手ナースは、そうではありません。まだ、本来業務に慣れず、与えられた業務をこなすのに精一杯なのです。いんや、その業務のなかから主体的な目標を立てろと言われても難しいと思うのが当然でしょう。一人前になってはじめて、目標について考えられるよう

になったという看護師は多いものです。

　管理者は、自分の組織のスタッフの自立度の的確な把握が必要です。スタッフ本人の自己認識が的確な場合とそうでない場合、両方の可能性を念頭に置きながら、実際の業務をもとに、師長がきちんと判断しておきましょう。

1　やらされ感の払拭

　「目標管理制度は自分が成長できるツール」とポジティブに考えているスタッフは多くありません。むしろ「目標を管理されている、上から言われた目標管理をやらされている」というネガティブな考え方をもっているスタッフのほうが多いかもしれません。しかし、この「目標管理のやらされ感」を払拭しないと、看護部組織のなかで多数を占めるスタッフのモチベーションは上がりません。またその上司である看護師長も「目標設定に対してモチベートされていないスタッフ」と「看護部長からの高い期待」との狭間で苦しむことになります。そうなると結果的に、目標管理制度は組織や個人の成長、強化をもたらすものにはなりません。師長は、目標管理の意義をしっかり理解し、病棟の「やらされ感」を払拭することに注力しなければなりません。

2　主体に対する勘違い

　ある病院での事例です。「看護助手に患者ご意見箱の集計をさせる」という目標が、スタッフからあがりました。この文章の主体は「看護助手」であり、スタッフ本人ではありません。自分以外の他人にやらせることを目標に掲げてきたのです。しかし、本人はいたって真剣です。ここで看護師長は、このスタッフに対して正しく指導をしなければなりません。

　自分が立てた目標であればよいのか？　違います。自分が主体にならなければならないのです。自分が主体的になって掲げるからこそモチベーションが上がり、目標に向けて行動するのです。また、誰かに目標を押しつけることもいけません。

　おそらくこの目標を立てた本人は、日頃から、看護助手さんの患者対応が問題だと思っていたのかもしれません。そのため、看護助手に自分の患者対応の質の

低さを知ってもらうには、助手さん向けのクレームが入っているであろうご意見箱を助手さんが集計するのがいちばんと考えたのではないでしょうか。どこか遠回しで、傍観者的になっているのがわかります。あるいは、本人が助手さんに何か言いたくても言えなかったのかもしれません。また、自分は目標さえ立てればよい、主役は自分でなくてよいのだという目標管理に対する誤解があるのかもしれません。

　これらは、あくまでも想像の域を出ませんが、看護師長は本人の気持ちを確認しながら自分がどうするのかという目標に修正するよう支援をしなければなりません。幸い、このスタッフは、問題意識は持っていそうですから、あとは主体性を持たせるようにするとよいでしょう。

　看護師長が行う指導では、「目標とは、自分が何をどうするということを書くものである」と伝え、下記のようなことを念頭に置いて接することが大切です。

・スタッフの目標達成が病棟にとって重要であり、強い関心を持っていることを言動に示すこと
・主役はスタッフであり、自分は支援者であるという意識を持って、スタッフを動機づけ育成すること
・単に「頑張れ」と言うだけでなく、具体的な支援でスタッフと協働すること

　上記の例のように、目標を書いてもらうことはスタッフがどのような考えを持っているかがわかる機会になります。これは一例ですが、スタッフにはいろいろな人がいます。看護師長は、目標設定指導においてさまざまなケースに対応していく必要があります。

3　無意識の誘導に注意

　目標設定指導の際、管理者は、自分が持っていきたい方向へ無意識に誘導してしまうことがあります。頭では「本人の目標だから」とわかっていても、その本人がやる気をみせず、前に進まずに時間ばかりすぎていく面接においては、つい「誘導」してしまうことがあります。忙しい看護師長ですから、あとに何人も面接しなければならない場合、待つ余裕が持てないのです。本人に考えさせ、本人に目標を決めさせなければならないのに、つい、自分が考えた方向、結論を「提

案」しつつ指導してしまうのです。結果、押しつけ・ノルマと変わらなくなってしまいます。

　どんと構えて、本人が気づき、決断するのを支援しているつもりでも、最後は自分で言ってしまった……となることもあるのです。「主体的」を実現するには、本人だけでなく、管理者側にも心構えと責任が求められます。

　こうした際には、一般的にコーチングのスキルが役立ちます。「質問する」「聞く」のスキルを使いながら、誘導ではない「目標設定支援」を行います。また、話しやすいよう、環境を整え、目標管理に対する部下のモチベーション上げることも有効です（P79 **表 4-4** 参照）。

４　役割を認識させる

　主体的な目標設定ができない人は、自分の役割をちゃんと認識できていないと考えられます。病棟における役割が明確であれば、その役割に沿って目標を設定していけばよいのです。安全管理担当、教育委員、臨床実習指導者と委員会の多い病院ですから、必ず何かしらの役割を持っているはずです。その役割から、主体性を発揮できる目標を考えるとよいでしょう。

５　目的と手段から主体的な目標を設定する

　一方、役割が決まっていない場合は、どうでしょう。その場合は、何のためにこの仕事をするのか、この業務を担当するのかを考えてもらいます。病気の回復を早めるため、患者さんを安楽にするため、予防のため、喜んでもらうため、答えはいろいろあるでしょう。それが目的です。目的＝実現するものです。

　では、その目的のために何をしたらよいか。看護スキルをあげる、もっといっぱい知識を得る。それが手段です。手段＝何に取り組むのか、です。目的と手段がわかればしめたものです。手段を使って目的を実現するために、「まず、どんなことからやればいいかな？」「何をしたらいいかな？」と問います。それが目標になります。目標＝何をどのようにやるか、です。その後、「看護の質を向上させる」という答えがでてきたら、さらに「どんな看護の質なのか、具体的に言

えば何……」というふうに進めていくのです。

　このように、原点に返り、本人の担当業務から目的と手段を明確にさせることで、今年の目標を引き出していくのです（図5-5）。

6 主体的思考

　最後に、主体的の意味を考えます。主体的とは、判断を人に任せないことです。自分で考えること。主体的思考とは、「先回りをして考える」「仮説を立てて業務にあたる」ことといえます。期初に設定する目標とは、まさに「仮説」です。1年後にありたい自分、あるべき状態を設定するのです。「これをやったら、こうなる」だろうから「これを達成するには、こういうことをやろう」というようにシミュレーションし、それを言葉に起こすのです。常に先を読むことは大切なことです。リスク回避にもつながります。主体的思考を行うことによって、意欲や創意工夫も生まれてきます。逆の観点からいえば、目標管理をうまく使えば、スタッフの主体性を発揮させるトレーニングにもなるのです。

　目標設定が主体的であれば、その後はどうでもよい、というわけではありません。自分が主体となり、自分が設定した目標は、達成するまで自分が主体的に関わるのです。途中経過をいつも気にかけ、進捗を管理し、時間を管理し、見通しを立て、最終的には、自己評価をします。1年間、ある目標について、自主的に関わり、一連のサイクルを経験することにより、さらに一回り大きな看護師として育っていくのです。

図 5-5 ● 目的と手段と目標の関係

（例）

目的	何を実現・達成するか	患者の安全・患者の満足
目標	目的を達成するためのひとつのターゲット	看護の質の向上（具体的に）
手段	目的のために取り組むもの	看護技術の習得

⑤ 本人のラダー（等級）に応じた内容・レベルであること

　目標管理は、育成ツールでもあります。簡単に達成できるものは目標には不適切です。適正なレベルで設定しなければなりません。そのレベルというのは、本人のラダー（等級）に応じたレベル、ということになります。目標はチャレンジングなものである必要がありますが、それは本人のラダーレベルに対してということが前提です。

　新人レベルと一人前レベル、達人レベルでは、当然、設定する目標のレベルが違って当たり前です。いずれも、チャレンジングなレベルというのは、当該ラダーに対してということです。

　では、ラダー II のなかでも、極めて優秀なスタッフの目標はどうすればよいでしょうか。この場合の目標は、「目標は本人のもの」という考え方から、本人のレベルに合わせることを優先します。仮にその目標レベルがラダー III に相当するものであったとしても、本人の育成のための目標管理であれば、そうすべきです。そうでないと、本人の能力開発に効果がない目標管理、ということになってしまいます。よって、優秀なスタッフは、いつも仕事を頼まれ忙しい、でも、忙しいながらもそれをこなしてしまいます。経験を積み、能力が向上し、また新たな仕事を担当する、というサイクルです。

　逆に、ラダー III なのだけど能力が低く、看護師長からみて II レベルです、というスタッフの場合は、どうしたらよいでしょうか？　この場合は、どんなに能力が低くても、現在のラダーが III であれば、III のレベルで設定します。低い目標は設定しません。ラダー（等級）は、評価制度のベースとなるものですから、III の能力があると判断して上げた以上、それを信じることとします。

　次に、内容について考えてみます。師長クラスの目標であれば、看護部の計画に準拠し、経営的観点での目標立案となるでしょう。また、スタッフであれば、担当業務の効果的な改善、効率的な創意工夫が求められてきます。さらにスタッフのなかでも、ラダーに応じて、目標の内容は異なってくるはずです。このよう

表 5-3 ● クリニカルラダー・臨床実践能力定義例

レベル	定義	
Ⅰ	新人レベルであり、指導や教育を受けながら看護実践を行うことができる	新人
Ⅱ	臨床場面において看護実践を一人前に行うことができる	一人前
Ⅲ	優秀な看護実践に加えて、組織的な役割遂行を実践できる	中堅
Ⅳ	臨床場面において卓越した看護実践を行い組織的にも広範囲な役割を実践できる	達人

に、本人のラダーによって、テーマは同じであっても、目標自体は異なるため、全員が同じ目標になるということはありません。

1　ラダーと難易度の関係

当該ラダー（等級）と難易度の関係について整理しておきます。もともと、ラダーには、「これくらいのレベル」という設定がされています（表 5-3）。これは、病院が期待する行動や能力を表したものです。たとえば、ラダーⅠは新人クラス、ラダーⅡで一人前、ラダーⅢで指導者、ラダーⅣで達人といったものです。当然、担当する業務レベルもラダーで異なってきます。しかし、目標管理では、このラダーで水準を一律に設定することはしません。あくまでも、本人が、少し頑張って達成できるレベルで設定するのです。

目標管理の目標に難易度を設定するかどうかは、病院・看護部の考え方次第です。とにかくシンプルに設計し運用していきたいということであれば、難易度は不要ですし、職員間の公平性を確保したいのであれば、ウェートや難易度を設定したほうがよいでしょう。

実際には、少なくとも目標管理を評価につなげるのであれば、ウェートや難易度を設けた方が無難です。また、職員にできるだけチャレンジしてもらうという観点からも、高難度の目標にメリットを与えるのは意味があります。

難易度の設け方において基本となるのは、職員が属する等級（ラダー）です。運用時に注意しなければならないのは、個々人の能力を基準としないようすることです。個々人を基準にすると、評価の公平性を保てないからです。

2 ラダーを目標管理に使うことの正当性

　そもそもクリニカルラダーは、正しくそのラダーの要件を明示しているでしょうか？　多くの場合、臨床実践能力の到達レベルは示していますが、能力以外に看護部が期待し要求する内容は定められていないケースがほとんどではないでしょうか。要求する内容が定められていないと、たとえば「ラダーⅡと比較して」という根幹の部分が崩れてしまい、この「本人のラダーに応じた目標」を設定することが難しくなります。

　要件定義が不十分であれば、これを機に、整備することをお勧めします。各ラダーの能力要件はすでにあるはずです。加えて、組織人として、各ラダーに期待し要求する能力、職務行動、役割は何かを検討してつけ加えればよいのです。そうすれば、立派な「資格ラダー要件書」ができあがり、目標管理とうまく連動できます。

第6章

赤ペン添削
個人目標のありがちな
NG事例

1 あいまいな目標① 何を達成するのかわからない

　卒後17年（ラダーⅢ）の主任看護師。救急外来にも8年在籍していて、なくてはならない存在です。部署の記録方法をフォーカスチャーティングに変更するとのことで、「自己の看護が振り返れるようわかりやすく簡潔な記録を目指す」を今年の目標とし、師長であるあなたに提出してきました。「あいまい」な表現に違和感を覚えたあなたは、どう指導したらよいでしょうか？

NO	個人目標	実施計画	達成期限	達成指標
1	自己の看護が振り返れるようわかりやすく簡潔な記録を目指す	・現在の記録の状況を振り返る ・救急外来における看護記録を検討する		救急外来での看護記録が確立する

問題点はどこ？

　個人目標を立案する際に心がけることは「具体性」です。具体的でない目標では、評価ができません。しかし、「わかりやすく簡潔な記録」は、あいまいで主観的であり具体性に欠けます。また、「目指す」はNGワード（p106参照）です。目標は達成するために立てるのです。目標は、期末に評価をしますが、評価には客観性が欠かせません。この目標のままでは、評価ができないのです。

あいまいな目標を具体的にした修正例

✕ 自己の看護が振り返れるよう<u>わかりやすく簡潔</u>
な記録を<u>目指す</u>

↰「目指す」は
NGワード

↰「わかりやすく」
「簡潔」は、共に
主観的であり、こ
のままでは客観的
な評価ができない

⬇

◯ フォーカスチャーティング看護記録の質を縦読
みの観点で2月に評価し、◯点以上を取る

↰いつまでに達成するかという期日を
設定し、「◯点以上」という数値目
標を設定した

指導と面接時のポイント

　まず、「わかりやすく簡潔な記録」とは、どんな記録なのかを具体化しなければなりません。この主任の頭の中には、おそらくそのイメージがあるはずです。文字として表現できていないだけのはずです。看護師長のあなたは、「どんな記録だと簡潔でわかりやすいかな？」と質問し、ゴール、達成を明らかにします。さらに「そのわかりやすさは、どうしたら評価できると思う？　どんなやり方があるかな？」と考えさせるのです。答えは、一つとは限りませんが、例えば「フォーカスコラムの縦読み（走り読み）したときに患者の様子がわかるのがよい記録だと思います」という答えが主任から返ってきたとします。師長のあなたは、その返事をとらえ、肯定し、決して押し付けずに、「それいいわね、じゃあ、縦読みのわかりやすさで評価してみるのはどう？」と提案してみましょう。そこまでいけば、あとは評価の基準を考えます。わかりやすさを5点満点にするなど具体的にして、何点なら合格ということを決めればよいのです。

2 あいまいな目標②
ゴールが不明確、具体的でない

　入職 8 年目（ラダーⅢ）の看護師。働き方改革で病院からは時間外勤務の短縮を求められていたが、多忙な業務でなかなか短縮することができず、悩んでいました。部署目標にも、時間外の短縮が掲げられています。そこでこの看護師は「時間外勤務時間が昨年度より減少する」を今年度の目標として選び、目標管理シートに記入、看護師長に提出してきました。師長であるあなたは、どう指導したらよいでしょうか？

NO	個人目標	実施計画	達成期限	達成指標
1	時間外勤務時間が昨年度より減少する	・時間外勤務時間が多いため、自己の行動を見直す ・時間外が少ない先輩の行動を見て学ぶ		時間外勤務時間

問題点はどこ？

　「昨年度より減少」というのは、かなりざっくりとした目標で、極めてあいまいな目標といえます。昨年何時間だったものを何時間にしたいのか、そのゴールが不明確なことが大きな問題点です。ゴールが不明確であることに加えて、実施計画を見てみると、「自己の行動を見直す」「時間外が少ない先輩の行動を見て学ぶ」とまったく具体的ではありません。本当に短縮する気があるのかとも思える目標です。

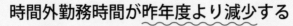

あいまいな目標を具体的にした修正例

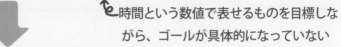

✕ 時間外勤務時間が昨年度より減少する

↩時間という数値で表せるものを目標しな
がら、ゴールが具体的になっていない

⬇

〇 月平均の時間外勤務時間を昨年の 15 時間から、
10 時間にする

↩比較対象となる昨年の数字を明らかにした上で、
目指す時間が具体的に示した

指導と面接時のポイント

　まず、昨年の実績を明らかにします。先輩に比べてなんとなく多かったとしか認識していない可能性もあります。何時間だったのか事実を明確にします。そのうえで、今年度はどれだけにしたいのかというゴールを決めていきます。「昨年15 時間だったね。今年何時間くらいを目指す？」と質問し、本人に決めさせます。もちろん、病棟としても部署目標で○％減というゴールを明確にしていますから、その値も参考にさせます。

　面接では、「私としてはうちの病棟、これくらいの残業時間にしたい。体を楽にして働いて欲しい」という看護師長としての思いを伝えるのです。そこで本人から 10 時間などの、具体的な時間が出てくるのです。

　ここで「何を・どの程度の水準まで」という 2 つの要素が明確になりました。あとは、スタッフから「どのように」という減らすための手段を導き出すのです。「何が残業になっていたかな」と本人に質問し、何か具体的な項目、例えば「記録」という言葉が出て来たら、しめたものです。「そうだね、記録時間が一番時間外になっているよね。その記録、どうしたら、時間外にならないと思う？　やり方のどこに問題あるかな？」というように考えさせます。「すべて業務が終わってから記録にかかるので、どうしてもその分時間外になります。ため込まずに都度、書くようにしてみます」というような「どのように」が出て来たら OK です。

あいまいな目標③　内容を
あいまいにする NG ワード

　8 年目（ラダーⅣ）の看護師。病棟目標である「誤薬のインシデント・アクシデントの削減」を受けて、「入院患者の薬について薬剤師と連携を図り、アクシデントレポートを削減していけるように努める」という目標掲げ、提出してきました。病棟目標とは連鎖していますが、これでいいのかとモヤモヤします。看護師長であるあなたは、どう考え、指導したらよいでしょうか？

NO	個人目標	実施計画	達成期限	達成指標
1	入院患者の薬について薬剤師と連携を図り、アクシデントレポートを削減していけるように努める	・必要時、薬剤師へ依頼や相談を行っていく		薬について AR を書かない

問題点はどこ？

　あいまいさにつながる要素はいくつかありますが、多くの目標管理シートを拝見していて多いのは、使ってはいけない言葉である「NG ワード」の使用です。目標管理では、使うとあいまいになる言葉は数多く存在します。そしてこれらは、使いたくなる言葉でもあります。

　この目標で見ていきますと、まず「連携を図り」がそうです。目標達成のために実行するわけですから、「図る」の中身を示さないと意味がありません。かえってどんな連携なのかがあいまいになってしまう NG ワードです。また「努める」も同様に NG ワードです。これも、努めたこと自体がよいことのように思わせてしまいます。努力した、がんばった、でもできなったときに、「努力した、がんばった」という「情」に訴える言葉であり、こちらも結果をあいまいにしてしま

う、評価ができなくなる言葉です。

NGワードを具体的にした修正例

✕ 入院患者の薬について薬剤師と連携を図り、
アクシデントレポートを削減して
いけるように努める

←ともに、あいまいになって評価
できなくなるNGワード

⬇

○ 薬のアクシデントレポートをゼロにする

←ゴールとなる結果を
数値で示した

指導と面接時のポイント

　目標管理は「結果」を評価しますから、まず、どのような結果をゴールにするのかを考えます。目標の難易度レベルも加味しながら、明確に記述しましょう。アクシデントレポートについては、出さないにこしたことはありません。ゼロがベストですし、はじめからアクシデントレポートを出す目標設定もおかしなものですから、ここでは、アクシデントレポート＝ゼロをゴールとします。また、この目標の前半部分にある「薬剤師と連携を図る」は、目標設定でいえば「どのように」にあたります。目標管理シートの実施計画欄で、どのような連携を取るのかを具体的に書くとよいでしょう。

　実際、この看護師は実施計画で「必要時、薬剤師へ依頼や相談を行っていく」という計画を挙げています。どんな時が「必要時」なのかを明記したうえで、「どのように」を記述するとよいでしょう。

4 あいまいな目標④　目標はあいまいなのに達成指標が具体的

　入職 3 年目（ラダー II）の看護師。「早期に退院支援に介入する」という目標を、看護師長に提出してきました。あいまいだなと思って達成指標欄を見ると「退院支援介入で退院した患者の事例を病棟会で最低 1 件発表する」と書いてきています。師長であるあなたは、どう指導したらよいでしょうか？

NO	個人目標	実施計画	達成期限	達成指標
1	早期に退院支援に介入する	受け持ち患者の看護計画を必ず見て、修正、評価が必要な場合には行う		退院支援介入で退院した患者の事例を病棟会で最低 1 件発表する

問題点はどこ？

　「早期に」というのが、極めてあいまいです。価値観や感覚が皆違うように、早い・遅いの捉え方は人それぞれです。気持ちはわかりますが、必要のない形容詞といってよいでしょう。また、「介入する」ことは行動です。目標管理制度において、行動は評価の対象ではありません。よって、目標とはなりません。この目標の文章はあいまいで、かつ、行動目標となっていることが大きな問題点です。

行動目標を成果目標にした修正例

✕　個人目標：早期に退院支援に介入する

↰個々人で受け取り方が　　↰単なる行動となっ
　異なる感覚的な形容詞　　　てしまっている

◯　個人目標：退院支援介入で退院した患者の事例
　　を病棟会で最低1件発表する

↰「介入」という行動の結果の
　「成果」を目標とした

✕　達成指標：退院支援介入で退院した患者の事例
　　を病棟会で最低1件発表する

◯　達成指標：事例発表数

↰達成指標を目標にしたため、新たな指標を設定

指導と面接時のポイント

　目標が行動目標になっていますから、これを成果目標にする必要があります。管理者としては、スタッフに「早期に退院支援に介入した結果」、どのような成果を得たいのかを聴くのがよいでしょう。そうすると、「平均在院日数の短縮をする」などの答えが出てくるはずです。

　平均在院日数の短縮も成果ですが、学習と成長の視点で捉えれば、このスタッフが達成指標欄に書いた「事例発表1件以上」も立派な「早期に退院支援に介入した結果」です。この指標欄で書かれたものが、十分に成果目標になりえます。もともと、このスタッフは、事例発表を念頭において、この目標を立てたのかもしれません。成果目標という意識が足らず、何に取り組むかという行動レベルでの目標になってしまったのです。ここでの達成指標は「退院支援事例発表件数」にするとよいでしょう。

5 あいまいな目標⑤ 目標がテーマになっている

　入職6年目（ラダーⅣ）の看護師。病棟目標にインシデントの低減の項目があったことから、「安全な医療を提供する」という目標を、看護師長に提出してきました。安全な医療の提供を目指すことには、もちろん異論はありませんが、これは個人目標としてどうなのでしょうか。看護師長であるあなたは、どう考え、どう指導したらよいでしょうか？

NO	個人目標	実施計画	達成期限	達成指標
1	安全な医療を提供する	・6Rの徹底 ・看護基準・手順の活用 ・ひとつひとつ確実に行う		6Rをしていないことによるアクシデントレポートを年3件以下

問題点はどこ？

　医療安全に関する目標は、よく見られます。多くの病院において、病院目標、看護部目標、部署目標にあがっているはずです。病棟目標から連鎖させて個人目標をあげてくるまではOKです。しかし、個人目標となれば、病棟目標からさらにブレークダウンして、より具体的な目標にすることが求められます。安全といっても範囲が広いからです。

　この目標は、まず具体化されていないことが問題です。しかも具体化どころか抽象化して、テーマのような表現になっています。安全な医療といえば、実にさまざまな項目があります。誤薬なのか、転倒転落なのか、患者誤認なのか。さらに、インシデントなのかアクシデントなのか、体制なのか件数なのか、「安全な医療を提供する」では、その内容がまったくもってわからないのです。

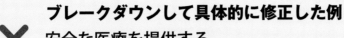

ブレークダウンして具体的に修正した例

✕ 安全な医療を提供する

↳ 目標ではなくテーマとなっている

○ アクシデントレポートを年●件以下にする

何を（＝アクシデントレポート）、
どのような水準（＝年●件以下）
にするということを具体化した

指導と面接のポイント

　テーマのようになってしまっている個人目標については、質問を繰り返して具体化させていくしかありません。まず、面接の冒頭で「目標は具体的なものが求められる」ことをしっかりと伝え、理解を求めます。多くの場合、目標管理研修などで学んでいるはずです。また、マニュアル的なものが病院にあれば、それも示して説明します。

　その後、コーチングして気づきを与えていきます。質問のスキル（p78）を使って、スタッフ自身に具体化させていくのです。管理者はあくまでもサポート役です。具体化させていくうえで手がかりとなるのは、実施計画と達成指標です。ここに、スタッフがどんな安全を考えているのかが現れてきます。この事例では、6Rを実施して、アクシデントレポートを年3件以下にすることを考えていることがわかります。ここで「何を＝アクシデントレポート」、「どのように＝6Rの実施」、「どの水準まで＝年3件以下」ということが整理できます。あとは、年3件以下というゴールの難易度を考慮して、評価できるように具体的にしていくのです。

6 行動目標になっている①
レベルが不明確

　入職8年目（ラダーⅢ）のベテラン看護師。「対人スキルチェックでA以上を取れるように働きかける」という目標を、看護師長に提出してきました。対人スキルチェックとは、この病棟で行っている接遇・コミュニケーションに関する評価のことです。師長であるあなたは、「働きかける」という表現が気になりました。こういう場合は、どう指導したらよいでしょうか？

NO	個人目標	実施計画	達成期限	達成指標
1	対人スキルチェックでA以上を取れるように働きかける	・スキルについての説明 ・スキルチェックの実施		対人スキルチェック

問題点はどこ？

　目標管理制度の個人目標立案において、目標が行動レベルになっているケースは枚挙にいとまがありません。案外、どのスタッフもやってしまう問題といえます。この目標においても語尾が「働きかける」という行動になっています。この部分だけで「行動目標になっている」ことがわかります。このスタッフは接遇委員と思われます。この目標では、仮に全員がA評価を取れなくても、私は一生懸命働きかけました、なので「達成」、というよい評価を得ることになってしまいます。目標管理は成果を評価します。行動目標は成果目標に変えていかなければなりません。

行動レベルの目標を成果目標に修正した例

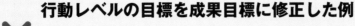

✕　対人スキルチェックでA以上を取れるように働きかける

← 単なる行動が目標となってしまっている

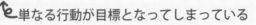

◯　期末の対人スキルチェックで全員がA評価を取る

行動の結果、A評価を取るという成果を目標とした

指導と面接のポイント

　目標管理では、成果を表す目標にしなければなりません。「働きかけた」結果、どのような成果を得たいのかを明確にしていきます。幸い、この病棟には「対人スキルチェック」という接遇・コミュニケーション評価ツールがありますから、成果については、評価ツールから考えていけばOKです。評価段階のA評価が合格レベルとしたら、あとは「ゴール・どれくらい」を明確にします。ここは、「病棟の接遇のあるべき姿から考えるとどんな結果を達成としたらいいかな」などと質問しますと、「全員がA評価」という言葉が聞かれると思います。接遇委員としてのゴールを本人の口から言ってもらいます。そのうえで、改めて実施計画についても、レベルを上げられるように質問します。「スキルの説明とチェックをするだけで、全員がA評価取れるかな？　A評価をみんなが取れるようにするためには、他に何をやったらいいと思う？」とコーチングしていきます。そうすることによって、「スキルばかりでなくマインドについても勉強会しようか」「いいねカードを使いましょうか」などのアイデアがでてくればしめたものです。その会話の中身から、実施計画をブラッシュアップします。

7 行動目標になっている② レベルが低いルーティン業務を目標にしている

　入職3年目（ラダーⅡ）の看護師。この看護師は「指示を受けたらパートナーと共有し次勤務者へきちんと伝わるように申し送りや記録に残す」という目標を、看護師長に提出してきました。PNS（パートナーシップ・ナーシング・システム）で看護を提供している以上、当たり前のようにも思えます。師長であるあなたは、どう指導したらよいでしょうか？

NO	個人目標	実施計画	達成期限	達成指標
1	指示を受けたらパートナーと共有し次勤務者へきちんと伝わるように申し送りや記録に残す	・15時までに適宜指示を確認 ・朝、1回は指示をみながら行動 ・情報共有するため声掛け徹底		指示もれ件数

問題点はどこ？

　PNSを実施していれば、指示受けの情報をパートナーと共有するのは当たり前の行為です。また、次の勤務帯の勤務者に申し送ること、記録に残すこともルーティン業務であると言えます。目標管理制度における目標は行動目標ではなく成果目標であるということに加え、「創造的でチャレンジ性のあること」や「達成できるかどうかわからないくらいの難易度レベル」のものが求められます。

　ここで書かれた内容の目標は、創造的でもなく、チャレンジングでもなく、難易度の低いものです。ルーティン業務の行動目標を書いてきたわけです。簡単なレベルの業務を目標にしても、その取り組み過程において能力が伸びることは考えられません。3年目の看護師ですから、そもそも目標管理とはどういう制度な

のかを理解していない可能性があります。

ルーティン業務レベルの目標を成果目標に修正した例

✕ 指示を受けたらパートナーと共有し次勤務者へ
きちんと伝わるように申し送りや記録に残す

共にルーティンワークレベル
の行動が目標となっている

◯ 指示の伝達ミスによるアクシデントをゼロにする

成果を得るのにチャレンジング
な事柄を目標とした

指導と面接のポイント

　管理者として、このような目標を掲げてきたスタッフに対しては、まず目標管理制度についてしっかり理解するよう、確認しながら説明をしましょう。ひょっとしたら、目標管理を行うにあたり、これまで、ちゃんとした説明を受けてきてないかもしれません。

　そのうえで、チャレンジングな成果目標を考えてもらいましょう。まず、なぜ、このような目標を立ててきたのか、その理由を聞くとよいでしょう。実際に聞いてみると、この看護師は、昨年、指示の伝達ミスによるアクシデントを起こしたので、このような目標を立ててきたことがわかりました。ここで成果目標となりうる「アクシデント」という言葉が聞けました。アクシデントを起こさないための指示伝達の行動を目標に挙げてきたわけです。ここまで話してもらえば、「何を・どの程度にする」と具体化が可能です。例えば、今年度は「指示の伝達ミスによるアクシデントをゼロにする」という成果目標が導けるでしょう。

8 能力目標　11年目のスタッフが「知識を深める」と書いてきた

　卒後11年（ラダーⅢ）の看護師。救急外来も7年目です。しかし、「外傷看護の知識を深める」という目標を看護師長に提出してきました。これだけキャリアを積みながら、いまさら「知識を深める」という目標に違和感を持った看護師長であるあなたは、どう指導したらよいでしょうか？

NO	個人目標	実施計画	達成期限	達成指標
1	外傷看護の知識を深める	院外の勉強会に2回以上受講する（JNTECを含む）		伝達講習などの指導をする

問題点はどこ？

　目標管理の目標は「成果目標」であることは、何回も繰り返し解説してきたところですが、この事例の11年目看護師の目標は、「知識を深める」と完全に能力目標となっています。よって、このままでは目標にはなりえません。何年も目標を立ててきたはずの部署の中核スタッフがなぜいまさら？　という疑問すらわいてきます。あえて、能力目標をあげてくる理由としては、このスタッフの不安があったり、自信がなくなったり、モチベーションが下がっていたからなのかもしれません。表面的な問題と捉えずに、深く考えたい事例です。後に看護師長に聞きますと、当該スタッフは、その後退職されたとのことでした。

能力目標を成果目標に修正した例

✕ 外傷看護の<u>知識を深める</u>

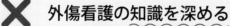

「知識を深める」は行動の成果
ではなく、単なる能力の習得

〇 JNTEC 研修で学んだ<u>知識を活用し赤エリアでの</u>
<u>再トリアージ基準を作成する</u>

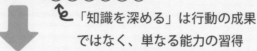

知識を得た結果、どのような成果を
目指すかという成果目標とした

指導と面接のポイント

　この目標、若手スタッフなら、「目標管理制度とは……」というところから指導するところですが、卒後 11 年のスタッフには、そうしたところであまり意味ありません。目標管理のことは、当然わかっていて書いてきているはずです。そのうえで、なぜ、いまさら能力目標を書いてくるのか、ということに焦点を当て寄り添っていきたいところです。「毎年、目標を立ててきているけど、あなたみたいなキャリアの持ち主が、いまさらなぜ、知識を深めるという目標にしたの？何か不安なことがあるの？」と率直に聞いてみてはどうでしょうか。聞いてみれば案外、実施計画に記載されている JNTEC 研修（病院内標準外傷看護コース）をこれまで受けてこなかった、ということだったりします。さらに、その研修で学んできた知識から何かを作りたかったのかもしれません。キャリアがあるがゆえに、自分が研修を受けること、研修で抜けることによる迷惑を考えて、書けなかったのかもしれません。管理者とそこまで話せてなかった可能性もあります。あるいは、管理者が何でも話せる関係性を結べてこなかったのかもしれません。こうしたケースでは、しっかり寄り添って、不安を解消する方向で面接する必要があります。

9 態度目標・能力目標が記載されている

　入職4年目（ラダーⅡ）の看護師。「病状説明時に同席を心がける。IC（インフォームド・コンセント）後のメンタルサポートができる」という目標を看護師長に提出してきました。「できる」というのは能力目標ですし、「心がける」という言葉もそれだけでいいのかという気になります。師長であるあなたは、こういう場合は、どう指導すればよいでしょうか？

NO	個人目標	実施計画	達成期限	達成指標
1	病状説明時に同席を心がける。IC後のメンタルサポートができる	・院外勉強会の参加 ・ICに立ち会う ・IC後の精神的な状態を観察サポートを行う ・なるべく看護要約を具体的な言葉で記載（医師から説明）		IC時、あるいはIC後の記録が書かれている

問題点はどこ？

　「心がける」という言葉は、業務に対する姿勢、態度を表します。また、心がけは可視化できません。このような言葉は、目標管理の目標としては不適切です。さらに、「メンタルサポートができる」と「できる」という言葉も使っています。「〜できる」は能力を表す言葉であり、これも目標管理の目標としては不適切です。この看護師は、成果目標が求められることを理解していない可能性があり、成果を意識していません。

態度・能力目標を成果目標に修正した例

 病状説明時に同席を<u>心がける</u>。IC 後のメンタルサポートが<u>できる</u>

「心がける」は態度・姿勢を示す言葉であり、目に見える形にもできない。「〜できる」は NG ワード

 IC 同席後に<u>看護記録に記載</u>した割合を <u>100％</u>にする

「看護記録に記載」と「何を」を明確にし、数値で目標を示した

指導と面接のポイント

　IC の一連の流れの中で、何を成果とするかを話し合うとよいでしょう。同席率（回数）も成果ですし、メンタルサポート後の患者満足度も成果です。また、IC の結果を記録に残した割合も成果と捉えられます。ここで、実施計画と達成指標に着目します。達成指標に「IC 時、あるいは IC 後の記録」についての記載があります。この看護師の意識は、「IC 同席後に看護記録に記載した割合（数）」を成果として捉えていると推察できます。面接では、まず成果は何かを確認し、次いでどの程度の水準をゴールとするか、例えば何％、何件記載をもって達成とするかを話し合って決めていくとよいでしょう。目標と達成指標が決まりましたら、あらためて、実施計画を見直していきます。どのように決めたゴールに持っていくのかをコーチングで引き出すのです。

10 役割からの目標設定①　成果が不明

　卒後11年（ラダーⅢ）の看護師。今年度は、看護必要度係の役割を担っています。そこから、「看護必要度係として病棟スタッフに働きかけができる」という目標を看護師長に提出してきました。役割から目標設定をしていますが、この目標でよいのかと悩んでいます。どう指導したらよいでしょうか？

NO	個人目標	実施計画	達成期限	達成指標
1	看護必要度係として病棟スタッフに働きかけができる	・自分の勤務時、無作為に看護必要度を確認（1回/w）、結果を病棟会で伝達でき、修正、意識づけができる		病棟会で話をする回数

問題点はどこ？

　まず、「〜できる」という言葉が書かれています。「できる」は能力を表す言葉ですから、目標管理の目標としてはNGです。また、「働きかけ」は行動であり、こちらも不適切です。さらに、「働きかけ」という言葉自体も、極めてあいまいで抽象的な言葉です。役割を担った以上、当たり前の行動ともいえ、難易度レベルも問題があると言えます。ゴールも不明であり、問題だらけの目標です。

不適切かつ難易度の低い目標を修正した例

✗ 看護必要度係として病棟スタッフに働きかけが
できる　　↰ 係として当然の行動であり、難易度が低すぎる

↰「働きかけ」は単なる行動、「〜できる」は
　　　　NG ワード

⬇

○ 看護必要度に関する知識テストを行い 100%合
格の状態にする

　　↰ どのような状態を目指すのかという
　　　ゴールが明らかな目標となった

指導と面接のポイント

　まず、実施計画と達成指標を確認します。実施計画の欄には、係としての役割行動が記載されており、達成指標には成果として評価できそうな「回数」が記載されています。この内容を糸口にできないかを考えます。このスタッフは働きかけ＝話す回数と捉えていることがわかります。仮に話した回数を成果として達成したとしても、肝心の看護必要度が不適切であれば意味はありません。そこで、師長は面談で何を成果として捉えるか、看護必要度係としてどんな結果を得たいかを質問してみるのです。「スタッフ全員が必要度について正しい知識を持った状態」を成果にしてもよいですし、期末の一定期間、誰かが必要度を監査をして、ちゃんと書けている割合を成果にしてもよいでしょう。実際には、知識のほうを選んで、テストをすることを選んでいます。次いで、ゴールを決めます。どういう状態を「達成」とするかです。ここでは、合格率 100%としました。最後に、どのように（実施計画）を考えます。言い換えれば「働きかけ」の具体化です。本人が書いているように、毎週無作為にチェックするのもよいですし、間違えやすいポイントなどを伝えるのもよいでしょう。ここは、「どうしたら 100%にできるかな」などと問いながら本人に考えさせるのです。

11 役割からの目標設定② 1つの文章に複数の目標がある

　入職4年目（ラダーⅡ）の看護師。今年はプリセプターの役割を担います。そこで看護師長に提出してきた目標が、「プリセプターとして新人教育ができ自分自身も成長できる」でした。新人教育はいいと思いますが、自分自身の成長も含めて書いてきました。複数の目標はどうなのだろうと悩んでしまいます。看護師長であるあなたは、こういう場合、どう指導したらよいでしょうか？

NO	個人目標	実施計画	達成期限	達成指標
1	プリセプターとして新人教育ができ自分自身も成長できる	・周りと協力し新人教育を進める ・プリセプティとコミュニケーションを図る ・プリセプティと一緒に勉強する ・院外研修に参加する		院外研修の数

問題点はどこ？

　「～できる」は能力目標です。この看護師は、短い文章のなかに2つも「できる」を使っています。「できる」はNGワードだと理解していない模様です。看護師長の指導が不十分なのかもしれません。また、自分の成長も目標にあげています。目標としての適・不適はともかく、目標管理シートの1つの枠において複数の目標を掲げることはいけません。評価の時に困るからです。片方が達成、もう片方は未達成の際に評価できないという事態に陥ってしまいます。

　さらに、この目標は難易度もゴールも何も考えられていません。師長から目標を立てろと言われたからそれらしいものを立てたのではというレベルです。「自

分自身も成長できる」は、おそらく、師長から役割依頼をされた際に言われた言葉ではないかと推察されます。「あなたの成長にもつながるから、ぜひプリセプターを引き受けて欲しい」と言われたことを思い出し、本人なりにまじめに考えてこの記述になったのかもしれません。また、役割依頼時の説明があまりなかったのかもしれません。そう考えると、このスタッフの問題ではなく師長の依頼の仕方が問題なのかもしれません。

評価できない目標を評価可能なものに修正した例

✕ プリセプターとして新人教育ができ自分自身も成長できる

「〜できる」は NG ワード、かつ
目標が 2 つある

⬇

◯ 担当する新人を育成し、2 月までにスキル習得チェックシート合格率 90%にする

目標を 1 つに絞り、目標達成
の状態を明確にした

指導と面接のポイント

　まず、目標を 1 つにします。役割からの成果目標設定ですから、新人の成長でよいでしょう。続いて、成長をどう測るかを考えます。これは、どこの病院でも「新人スキル習得チェックシート」的なものがあるでしょうから、そのシートで評価するのがよいでしょう。プリセプターを担うだけでなく、また、ただ新人教育をすればよいわけではなく、その結果、新人がちゃんとスキルを習得できるようにすることがゴールであると伝えることが必要です。

役割からの目標設定③　SPD係から目標を立ててきた2年目看護師

　入職2年目（ラダーⅡ）の看護師。SPD（院内物流管理）係としての今年の役割から「物品を丁寧に使用することができる。適切なコスト処理をすることができる」という目標を立ててきました。看護師長であるあなたは、こういう場合は、どう指導したらよいでしょうか？

NO	個人目標	実施計画	達成期限	達成指標
1	物品を丁寧に使用することができる 適切なコスト処理をすることができる	・毎月SPDの定数チェックをしていく ・SPDカード、シールは使用したらすぐに処理する。病棟全体にも声をかけていく		破損物品の有無

問題点はどこ？

　2年目ということは、通常、新人には目標管理を適用しませんから、初めて目標管理の対象となったはずです。目標管理では新人扱いになります。ですから、目標管理シートを渡した際、または目標設定を依頼した際、管理者が目標管理の意義や目標設定方法などを研修などで十分に伝えたはずです。その伝え方が正しく十分であれば、スタッフは適切な目標設定をしてくるはずです。逆に、説明や研修内容が不足していたり、そもそも説明すらなかったりすれば、正しい目標設定はできません。すなわち、2年目スタッフの目標に問題があるということは、スタッフの問題もさることながら、指導・教育する管理者の問題も大きいということです。安易にスタッフの責任にしてはいけません。管理者が反省すべきです。

　この事例でいえば「できる」と表記し、「1項目に2つの目標を設定」してい

ることから、管理者の説明に問題があったと言わざるを得ません。

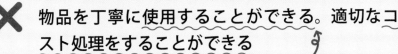

理解不足による不適切な目標を修正した例

✕　物品を丁寧に使用することができる。適切なコスト処理をすることができる

↑ NGワードである「～できる」が使われており、また2つの目標が設定されている

〇　SPDの定数チェック実施率100%

↑ 目標を1つに絞り、実施率100%という成果をゴールにした

指導と面接のポイント

　管理者はスタッフに対して、目標管理について詳しく・正しく説明する必要があります。成果目標であること、目標は1つにするということ、具体的で評価（計測）できる目標であることなど、管理者自身の反省もしながら、しっかりと説明しましょう。

　SPD係のなかでの役割分担もあると思いますが、定数チェックを任されているようですので、その役割から成果となる目標を設定することが望まれます。「初めての役割で、毎月定数チェックを実施するんですよね。ということは4～2月までに11回定数チェックの機会がありますが、定数チェックという役割から来年2月にはどんな結果が得られたらいいかな？」などと質問し、その実施率を成果と捉えて目標設定してもよいでしょう。

13 役割からの目標設定④　接遇委員とグループリーダー

　キャリア23年目（ラダーⅣ）、小児科病棟には16年在籍しているベテラン看護師です。今年の目標として、「接遇のメンバーの一員として部署目標に近づくよう協力する」を立ててきました。目標のなかにある、人ごとのような「協力する」という言葉がひっかかります。看護師長であるあなたは、こういう場合は、どう指導したらよいでしょうか？

NO	個人目標	実施計画	達成期限	達成指標
1	接遇のメンバーの一員として部署目標に近づくよう協力する	・アンケートの集計、結果提示 ・みだしなみチェックを行う ・大切な申し送り事項は記録に残す		アンケート結果

問題点はどこ？

　23年目ともなれば、キャリアは看護師長とあまり変わらないかもしれません。一方で、長く同じ病棟に在籍していると、マンネリに陥る可能性もあります。そんな時こそ、管理者が役割付与をうまく活用して目標として掲げてもらい、活性化させる必要があります。ベテランの場合は、育成というよりも動機づけに目標管理を使うイメージでよいでしょう。

　管理者は、今年の接遇委員の役割を任じています。その役割からの目標設定です。しかし、目標は「部署目標に近づく」とあいまいになっており、「協力する」という言葉からは主体性を感じられません。残念ながら、この目標からは目標管理に真剣に取り組む姿勢が感じられないのです。看護師としての目標を見失い、

モチベーションが下がる停滞期に入っているのではないかと思われます。

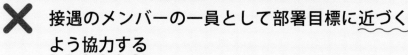

ゴールがあいまいで主体性のない目標を修正した例

✕ 接遇のメンバーの一員として部署目標に近づくよう協力する

　評価が困難になるあいまいな目標となっており、また、自分が主体となって達成するという表現になっていない

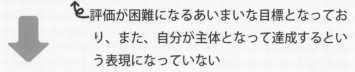

⭕ 病棟と GCU との新たな協力体制のしくみの構築

部署目標から離れ、新しいしくみというベテランスタッフならではの、モチベーションの高まる目標とした

指導と面接のポイント

　接遇委員であり、部署目標にも身だしなみチェックのことがあげられているため、ほかに思いつく目標もないのでこの目標にしたのかもしれません。このようなベテランスタッフの場合は、部署目標にとどまらず、まったく新しいことを目標にあげてもいいかもしれません。また、グループリーダーとしての役割があるわけですから、看護師長の片腕として組織管理的な役割を担ってもらうことも一案です。例えば師長が困っていることや悩みを打ち明け、一緒に考えてほしいと頼り、モチベーションを高めるアプローチもよさそうです。この病棟は小児科病棟ですので、例えば「病棟と GCU の協力体制、どうしたらいいかな？　今年一年、一緒に考えてくれない？　あなたのアイディアを聞かせてほしい」と頼り、モチベーションを上げられるようにしてもよいでしょう。

14 目標のレベルが低い

　卒後 12 年（ラダー III）の看護師。今の病棟に異動してきたばかりで、「確認を怠らず行動し安全な医療を提供できる。インシデントレベル 1、2 を年 10 件以内にする」という目標を立ててきました。異動してきたばかりと言っても、12 年のキャリアがある看護師に、インシデントを 10 件も起こされては困ります。看護師長であるあなたは、こういう場合は、どう指導したらよいでしょうか？

NO	個人目標	実施計画	達成期限	達成指標
1	確認を怠らず行動し安全な医療を提供できる インシデントレベル 1、2 を年 10 件以内にする	指さし呼称を徹底して確認する ダブルチェックを確実に行う		インシデント 10 件以内で達成

問題点はどこ？

　目標管理では、チャレンジングな目標が求められます。すなわち、達成できるかは確実ではないが、がんばればなんとか達成できそうなレベルにするのがポイントであり、そのレベル調整を面接で行うのが現場の管理者の役割です。「インシデントレベル 1、2 を年 10 件以内」という目標、みなさんはどう感じますか？とても、チャレンジングとは思えません。そんなレベルでいいのかと思うのが当然でしょう。目標を達成したい気持ちはわかりますが、その目標のレベルが自分の実力より低いものであれば、達成したとしても能力開発にはまったくつながりません。そもそも、何のために目標管理をしているのかに立ち返らないといけません。

　前半部分の「確認を怠らず行動し」は、「どのように」にあてはまりますので、

目標からは削除し、実施計画に入れてよいでしょう。また、「安全な医療」はテーマです。

レベルの低い目標をキャリアに見合う目標に修正した例

✕ 確認を怠らず行動し安全な医療を提供できる
インシデント 1、2 レベルを
年 10 件以内にする

「安全な医療」
は目標ではな
くテーマ

レベルが低い目標は、
目標管理においては
ゴールになりえない

○ 自分が関わるインシデントを年間 0 件にする

話し合った結果として、達成できるか・でき
ないかが五分五分のレベルの目標とした

指導と面接のポイント

　インシデントを何件にするという目標のレベルは、面接で話し合って決めますが、まず、本人に件数が多すぎる、目標のレベルとしては低いのではないかということをしっかりと理解してもらいましょう。また、なぜ 10 件にしたかも聞く必要があります。12 年目であっても、異動 1 年目で不安だったのかもしれません。どうしても達成したかったのかもしれません。ただ内容を変更するだけでなく、その理由、根拠を確認することも大切です。決して目標の数字を管理者主導で決めてはいけません、あくまでも自主的に、スタッフに決めてもらうものです。一般的には、達成できる確率が 50％程度のレベルがよいとされていますので、そのことを話したうえで決めてもらってもよいでしょう。あるいは、「どんなレベルがあるべき姿かな？　それは何件以下かな？」と質問してもよいでしょう。

15 クリニカルラダーを目標にしてきた

入職4年目（ラダーⅡ）の看護師。看護部では、クリニカルラダーと目標管理を導入していますが、「クリニカルラダーの看護実践能力評価の80%以上がB評価以上」という目標を、看護師長に提出してきました。師長であるあなたは、ラダー評価を目標することに違和感を持ちました。こういう場合、どう指導したらよいでしょうか？

NO	個人目標	実施計画	達成期限	達成指標
1	クリニカルラダーの看護実践能力評価の80%以上がB評価以上	・個別性のある看護実践を立案することができる ・フォーカスの縦読みから患者情報が正確に伝わる記録が書ける		クリニカルラダーの看護実践B評価率

問題点はどこ？

多くの病院の看護部では、臨床実践能力を評価する「クリニカルラダー制度」と成果を評価する「目標管理制度」を導入、活用しています。いずれも評価制度であり、その違いについて明確に理解しているスタッフは、必ずしも多くないかもしれません。特に若手スタッフは、その傾向が顕著です。この事例の問題点は、まさに、この混同にあります。クリニカルラダー評価は、評価項目があり評価基準があり、その結果でラダーが上がります。能力が上がったから、ラダーも上がるのです。この評価結果は成果ではありません。成果でない以上、目標管理制度の目標にはなりえないのです。

問題は、このような目標を立てさせてしまった管理者にあると言えるでしょう。

ひょっとしたら、この看護師は昨年も同様の目標を立てたかもしれません。ラダー評価は目標になりえないことを説明されなかったのかもしれません。そうであれば、完全に管理者の責任です。説明できずに容認してしまったのでしょう。

クリニカルラダーと目標管理を混同した目標を修正した例

 クリニカルラダーの看護実践能力評価の 80％以上が B 評価以上 ⤶クリニカルラダーの評価は成果ではないため、目標管理における目標にはならない

○ 個別性のある看護計画立案度（独自の評価基準を設定して評価）⤶実施計画を元に目標を新たに設定した

指導と面接のポイント

　まず、目標管理とラダー評価の違いを明確に説明し、目標管理では「成果目標」を掲げることをしっかりと伝えます。

　今回書いてきた目標は改善できないものなので、ここでは実施計画から、成果目標になりそうな要素をもってくるとよいでしょう。実施計画で書かれている、「看護計画の質」または「看護記録の質」が、その候補です。あとは面接でスタッフの思いを聞き、コーチングしながらどちらかを選択し、評価方法とゴールを一緒に設定します。

新人に目標を立てさせた

新人看護師。所属病棟の看護師長から目標設定を言われ、「個々の患者さんに応じた看護目標を立てることができる」という目標を提出してきました。師長であるあなたは、新人に対してどう指導したらよいでしょうか？

NO	個人目標	実施計画	達成期限	達成指標
1	個々の患者さんに応じた看護目標を立てることができる	受け持ちの患者さんのその日の目標を立て振り返り評価する		（記載なし）

問題点はどこ？

目標管理制度は「成果目標」を設定します。成果は、知識もスキルも持ち、臨床で実践・行動し、その結果得られるものです。多くの場合は、前年度の実績があり、たとえばインシデントであれば、前年より減った、増えたとの比較が可能です。難易度なども設定できます。

しかし、新人はどうでしょうか？　新人に目標管理をさせることが可能でしょうか？　社会人になりたて、看護の知識もスキルも不十分、実践行動もまだまだであれば、そんな新人にいきなり成果を求めること自体に無理があります。そもそも新人看護師には、目標管理を適用してはいけないのです。新人は、まずスキルの習得・知識の習得が最優先です。成果を求めるのは、ある程度できるようになってからです。生まれたばかりの赤ちゃんに、3メートル歩くという目標が立てられるでしょうか？　筋力などの身体能力を高めるのが先のはずです。看護師の場合、早くても半年後、通常であれば2年目から目標管理制度を実施するのが

勧められます。

　それでも事例の病院のように、入職してすぐに目標を立てなさいと言われれば、「個々の患者さんに応じた看護目標を立てることができる」というような目標になってしまいます。しかし新人は何も悪くありません。それよりも、新人に目標管理をやらせる看護部、管理者こそ問題なのです。

新人は目標管理の適用外
個々の患者さんに応じた看護目標を立てることができる

※新人に目標管理をさせてはいけません

指導と面接のポイント

　新人に目標管理をやらせているというのは、この病棟だけの問題ではない可能性が高いです。ひょっとしたら、病院全体が新人に目標管理をやらせているのかもしれません。社会人として、専門職として目標を立てることは重要なことです。しかし、目標管理制度を適用させることは不適切です。組織としての教育制度を再構築し、どんな育成ツールを使って、どのように教育するのかをあらためて設計する必要があります。そのうえで、制度をそのまま使うのではなく、自院でのルールを決めておくとよいでしょう。

17 無理な数値化①

キャリア6年目でラダーⅢの看護師。「自分の担当患者については、IC（インフォームド・コンセント）の同席率を100%とする」という目標をあげてきました。目標は数値化されていますが、しっくりしない感じがします。看護師長であるあなたは、どのように指導・面接しますか？

NO	個人目標	実施計画	達成期限	達成指標
1	自分の担当患者については、ICの同席率を100%にする	・IC予定表を作成し、いつどのようなICがあるのかを明確にする ・カンファレンス等で時間調整を行い、ICに参加する		IC同席率

問題点はどこ？

目標管理の目標は数値化しなければならないと思い込んでるスタッフが時々います。もちろん数値は客観的であり、評価がしやすいといえます、しかし、なんでもかんでも数値がよいわけでもありません。看護の質など、数値化できない目標はたくさんあります。

目標管理の目標には、基本的には自分でコントロールできるものを選びます。自分の努力だけではどうしようもないことを目標にすると、いくらあがいても達成できないケースが出てきます。ICの同席は、自分でコントロールできるでしょうか？　基本的には医師の予定や患者家族の都合が優先され、看護師が同席したくても、勤務上できないことが多くあります。要は自分でコントロールができないのです。自分でコントロールできないものを目標に含めるのは不適切です。

自分でコントロールできない目標を修正した例

✕ 自分の担当患者については、IC の同席率を 100％にする

数値の目標があげられているが、自分ではコントロールできない内容が目標となっている

〇 IC 同席後の、患者または家族の反応を 100％記録に残す

自分のコントロールの範囲内で可能な成果を目標とした

指導と面接のポイント

　では何のために IC に同席するのでしょうか？　同席は手段であり、同席することで得られる成果は何か、と考えます。1 つには、記録の質が高まると言えます。退院支援がスムーズにいくかもしれません。ここでは、IC をして、その結果、どのような成果が得られるかを質問するとよいでしょう。記録の質であれば、同席した IC での様子をできるだけ多く記録に残すという成果が考えられます。

無理な数値化②

入職6年目（ラダーⅢ）の看護師。「3月までに年間12回デスカンファレンスを開催する」という目標を看護師長に提出してきました。病棟では、デスカンファレンスは毎月行われています。師長であるあなたは、このケースは、どのような点を指導すべきでしょうか？

NO	個人目標	実施計画	達成期限	達成指標
1	3月までに年間12回デスカンファレンスを開催する	チーム会、病棟会開催時に教育委員、チームリーダーが中心となり対象患者、プレゼンテーションスタッフを決めカンファレンスを行う		デスカンファレンスの実施回数

問題点はどこ？

カンファレンスや勉強会を目標にあげるケースは多く見られます。その際、数値化したいがために回数を目標にもって来がちです。もちろん、回数は多く開催したほうがよいですが、開催が定着されているのであれば、回数を評価対象とするのはあまり意味がありません。次のステップを考えるべきです。ルーティンワークは、目標としては不適切です。

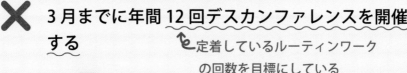

ルーティンワークの回数が目標だったものを 質を目標に修正した例

✕ 3月までに年間 12 回デスカンファレンスを開催する

定着しているルーティンワークの回数を目標にしている

〇 デスカンファレンスの実施により、自分たちの行った看護の納得度を高める（期初と期末にアンケートを行う）

行動によって得られる成果を目標とした

評価の方法を明確にした

指導と面接のポイント

　「開催」という枠組みが定着したとしたら、そもそも何のためにこのカンファレンスを開いているのかという元の目的に立ち返りましょう。ここを考えないと、カンファレンスを開くことが目的になってしまい、形骸化してしまいます。自分たちが一生懸命ケアしたにも関わらず患者さんが亡くなってしまった時、看護師には不全感が残ります。デスカンファレンスは、自分たちの行った看護の意味づけを行える場です。決して自分たちのケアが悪かったわけではないことを確認できるのです。

　あらためてデスカンファレンス開催の目的を意識しながら、デスカンファレンスによってどのような成果が得られるかを話してもらい、目標設定するとよいでしょう。そうしますと、回数から離れられます。質評価の観点から言えば、ストラクチャの段階を終えたから、プロセスから成果を求めようと伝えるとよいでしょう。そうすると、デスカンファレンス開催による成果が語られるはずです。

　行動計画につながる「どのように」ですが、年度初めと年度末に意識調査を行い、デスカンファレンスが看護に活かせているのかアンケートを行い、評価するというやり方があります。

19 目標のレベルが高すぎる

　入職3年目（ラダーⅡ）の手術室所属の看護師。「術式ごとのマニュアルを作成する」という目標を看護師長に提出してきました。そんなことが可能なのかと考えてしまいます。師長であるあなたは、こういう場合、どう指導したらよいでしょうか？

NO	個人目標	実施計画	達成期限	達成指標
1	術式ごとのマニュアルを作成する	これまでについた手術、新しくついた手術の使用物品、器械、手術の流れをまとめる		マニュアル

問題点はどこ？

　3年目の看護師ですから、能力的にはようやく一人前かどうかという段階かと思います。まだまだ多くの手術に立ち会って、学ぶべきことがあるはずです。その"まだまだ"のスタッフがマニュアル作成という目標を立ててきたのです。一般的には、マニュアルを作るには、それ相応の知識とキャリアが必要です。とても3年目の看護師につくれるとは思いません、それほどレベルの高い目標なのです。

　さらに、この目標は極めてあいまいです。多くの診療科があり、それぞれ全部のマニュアルをつくることは不可能です。具体性に欠ける目標と言ってよいでしょう。

不可能な目標を実現可能なレベルに修正した例

✗ 術式ごとのマニュアルを作成する

能力的、量的に達成不可能な目標
となっている

⬇

◯ 整形外科領域の術式ごとのマニュアルを作成・
改定する　範囲を限定し、量的に可能な内容とした

能力的に可能な内容とした

指導と面接のポイント

　難易度の高い目標を下げるにはいくつかの方法があります。まず、領域を絞ると数が少なくなり難易度も下がり、具体的になります。例えば、整形外科領域でメインの手術をいくつと対象を絞り、限定すればかなり具体的になります。すべて新たにつくるものばかりではないでしょうし、改定すればすむものもあるはずです。それでもまだまだ難しそうであれば、手術室の誰かと一緒に取り組む形にするとよいでしょう。本人の意思、意欲は活かしつつ、難易度を下げてがんばれば達成できるように環境を整えるのです。

20 手段を目標と混同している

　キャリア6年目（ラダーⅢ）の看護師。「感染委員として、手洗い、マスク、手袋の徹底、感染対策について伝えていく」という目標を看護師長に提出してきました。師長であるあなたは、目標として物足りないと感じました。こういう場合、どう指導したらよいでしょうか？

NO	個人目標	実施計画	達成期限	達成指標
1	感染委員として、手洗い、マスク、手袋の徹底、感染対策について伝えていく	手袋、マスクの声掛け。MRSA が検出された場合、必要物品が揃っているかを確認する。施設課への連絡の声かけ		MRSA 発生後の部屋をチェック

問題点はどこ？

　「伝えていく」だけでは、成果につながりません。感染委員としての役割行動を記述しただけにすぎず、成果が意識されていないようです。手洗い、マスク、手袋の徹底、感染対策について伝えてどうしたいのか？　どういう成果を出すのかが不明です。この目標は手段にすぎません。「伝えた結果感染が減ったら、どう評価するかな？　達成かな？」などと質問しながら、成果を意識させるといいでしょう。また、物品チェックは成果ではなく、達成指標にはならないことも伝えましょう。

手段によってどのような成果を得るかという目標に修正した例

 感染委員として、手洗い、マスク、手袋の徹底、感染対策について伝えていく

↳単なる行動の記述となっている

◯ 感染委員として、マスク、手袋の徹底、感染対策について伝えていき、今年度の部署のMRSA院内感染をゼロにする

↳「伝える」という行動がもたらす成果を目標とした

指導と面接のポイント

　面接では、最後まで話を聞いた後に、「伝えた結果、どんな成果が得られるかな？　感染委員としてはどうなったらいいと思う？」と質問、コーチングしながら、成果目標につなげていきます。そして本人の口から「部署の院内感染ゼロ」を導き出すのです。決して、先回りして答えを与えてはいけません。考えさせ、気づかせるのです。答えを教えてしまうと、その後も答えを欲しがります。目に見える行動レベルで終わる目標を書いてくるスタッフには、考えさせる習慣づけが必要です。行動したら必ず結果が出ることを意識づけると、今後、このような目標は挙げてこないでしょう。

21 「〜ない」という目標

　入職6年目（ラダーⅢ）の看護師。「薬剤に関するアクシデントレポートを出さない」という目標を、看護師長に提出してきました。「出さない」という成果を目標にしており、一見よさそうな目標です。師長であるあなたは、どう指導したらよいでしょうか？

NO	個人目標	実施計画	達成期限	達成指標
1	薬剤に関するARを出さない	6Rの確認を怠らない		薬剤に関するARを年間3件以内にする

問題点はどこ？

　目標管理の個人目標において、「〜しない／〜がない」という目標は実に多くみられます。この事例の「薬剤に関するARを出さない」のほか、たとえば「SPDシールの貼り忘れがない」などとする目標もよくあります。一見、問題なく思えます。しかし、この「〜がない」という目標は、成果を表していると言えるでしょうか？

　一般的に「ない」と表現される内容は、行動目標にすぎません。出さない、貼り忘れないなど自分に対する戒めにすぎず、薄っぺらい目標です。決して成果目標ではありません。行動レベルでしか考えられず成果を意識できないと、このような意思が感じられない消極的で受け身の表現になります。

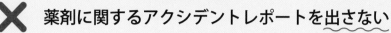

消極的な行動目標を意思が感じられる成果目標に修正した例

✕ 薬剤に関するアクシデントレポートを出さない

「〜しない」という表現は、単なる行動目標であることが多い

〇 薬剤に関するアクシデントレポートを 0 件にする

「出さない」ことでどのような状態になるかを、具体的な目標とした

指導と面接のポイント

　薬剤に関するアクシデントレポートを出さないとはどういう状態か、どのような結果、成果となるのかを考えてもらいましょう。あるべき像を、コーチング手法を使いつつ、「薬剤に関するアクシデントレポートを 0 件にする」との言葉が引き出されたら OK です。その目標からあらためて実施計画を考えてもらいましょう。この目標は、「どのように」のほうが重要です。

　実施計画にある「6R の確認を怠らない」は意識レベルの事柄です。言い換えれば、標語にすぎません。管理者としてはスタッフに対して、「確かに確認不足によりアクシデントが起きるよね」ということを承認し共有しながら、「じゃあ、どんなふうに確認不足をなくしていったらいいかな？　具体的にはどんなことが考えられる？」と考えさせる質問が有効です。

訪問看護ステーションの事例①

卒後 25 年目の訪問看護師。所長代行をしており、管理も任されています。「昨年と同じ程度の訪問件数と希望する患者・家族の在宅看取りを行う」という目標を提出してきました。ステーションの所長であるあなたは、この目標に対してどう指導したらよいでしょうか？

NO	個人目標	実施計画	達成期限	達成指標
1	昨年と同じ程度の訪問件数と希望する患者・家族の在宅看取りを行う	主治医と連携をとり、在宅看取りを希望する患者家族を支える		昨年の70%程度、訪問70件／月・看取り20件／年を行う

問題点はどこ？

訪問看護ステーションの所長代行の事例です。所長代行らしい目標のようにも思えますが、いくつか問題点があります。1つ目は、目標が2つあるということです。訪問件数という目標と在宅看取りという目標です。1つの目標欄に2つ目標があると評価の時に困りますから、どちらか1つにするか、あるいは、それぞれを独立させて2つの目標にする必要があります。2つ目は、「昨年と同じ程度」という表現と水準です。目指すレベルがあいまいになっています。3つ目が末尾の「行う」という言葉です。これでは行動目標になってしまいますので、在宅看取りを目標にあげるとしたら、成果目標にする必要があります。

目標を一つに絞り、ゴールを明確にして
成果目標に修正した例

✖ 昨年と同じ程度の訪問件数と希望する患者・家族の在宅看取りを行う

　目標が 2 つになっている。また、前者は目標があいまいで、後者は単なる行動となっている

⬇

◯ 月平均の訪問件数を 70 件にする／年間の在宅看取り数を 20 件にする

　目標を 2 つに分け、それぞれの目標を数値で示せる成果目標とした

指導と面接のポイント

　面談で、まず目標を 1 つにするか、2 つに分けるかを聞きます。2 つとする場合は、まず訪問件数は、「同程度」ではいけません。目標を具体化するために、達成する訪問件数を決めます。ただ、最初に、なぜ「昨年と同程度」水準にしたのかを聞きましょう。「昨年度は訪問が目いっぱいだったから、今年も同程度と思った」のかもしれませんし、綿密に積み上げして算出しているかもしれません。あるいは何も考えていないかもしれません。ただ、訪問看護ステーションを取り巻く環境は、昨年度と状況は変わっているはずです。利用者の数や状態像、地域の動き、ステーションのスタッフ、ステーションの予算が変わっています。本人の給料も変わっているかもしれません。所長代行ですから、それらを加味したうえでの件数設定をして欲しいところです。

　もう 1 つの目標は、在宅看取りです。こちらもどのような成果を得たいかを確認しましょう。件数なのか、あるいは家族の満足度なのかなどを面接で確認していきます。そして、どういう状態を達成とするかを明文化します。

23 訪問看護ステーションの事例②

卒後15年目の訪問看護師。「多職種との連携を図る」という目標を所長に提出してきました。連携を図るのは重要ですが、なにをするのかはっきりしません。ステーション所長であるあなたは、こういう場合は、どう指導したらよいでしょうか？

NO	個人目標	実施計画	達成期限	達成指標
1	多職種との連携を図る	患者の本当の意思とは何かを共有できるよう密接なコミュニケーションをとる		患者満足度

問題点はどこ？

地域包括ケアシステムにおいては、多職種との連携が求められます。なかでも訪問看護師は、地域の多くの専門職と常に連携を取っていかなければなりません。当然とも言えることです。その当然のことを目標に掲げてきたということは、目標立案に対し、漠然とした意識しか持てていないと思われます。

連携することが成果でしょうか？　訪問看護師ですから、なんらかの連携はすでに実施しているはずです。しかし、内容が伴っていないのかもしれません。また、他の職種やサービス事業所との連携を念頭に置いているのかもしれません。いずれにしろ、何をもって成果とするのかが、この目標からは伺えません。抽象的なテーマを掲げただけで終わっているのを、具体的にしていく必要があります。

漠然とした目標を具体的な成果目標に修正した例

 他職種との連携を図る

　　　↰抽象的なテーマを掲げただけで
　　　　目標になっていない

〇 多職種とのカンファレンスで患者のACPを共有する（評価はACP件数で評価基準は別途設定）

　　　↰連携の中身を示し、具体的な成果
　　　　を目標とした

指導と面接のポイント

　何を成果と捉え、何をゴールとするかを面接の中で明らかにしていく必要があります。どんな連携を図りたいのか、連携をしてどんな成果を得たいのかを質問しながら確認していきます。実施計画についても確認していきましょう。実施計画からは、患者の本当の意思について知りたいという思いが見えます。ひょっとしたら、ACP（アドバンス・ケア・プランニング）について、どうやって聞き出すか悩んでいるのかもしれません。面接で、ACPについて聞いてみてもよいでしょう。

　このように質問をしてスタッフに答えてもらうことを続けていくと、スタッフの頭の中が整理されることがよくあります。目標管理シートを書いていた段階ではあいまいだったものが、管理者と話すことによって「自分はこういうことを目標にしたかったんだ」という気づきが起きるのです。あいまいな目標をもってくるときは、書いてきたスタッフ自身ももやもやした状態のことが多いのです。管理者が質問し、スタッフが言葉を発してつないでいくことですっきりしていきます。管理者は、このようなコーチングスキルを身につける必要があります。よくわからないからと、「こういう目標がいいんじゃない」「こうしなさい」と答えを与えることは、面接は短時間で終わるかもしれませんが、決して本人のためにはなりません。

24 老健の事例①
入所時カンファレンス

キャリア20年目の看護師。「入所時カンファレンスの充実」という目標を提出してきました。看護介護課長であるあなたは、目標管理をまったく理解していないようなこうした目標が出てきた場合は、どう指導したらよいでしょうか？

NO	個人目標	実施計画	達成期限	達成指標
1	入所時カンファレンスの充実	計画立案 目標の明確化 情報の共有化		ご家族の満足度

問題点はどこ？

多くの介護老人保健施設において目標管理が導入されていますが、病院ほど厳密な形で行われているところは少ないように感じます。きちんと面接がされていなかったり、研修なども行われていないところが多いのではないでしょうか？

地域包括ケアシステムにおいて、老健はこれまで以上に在宅復帰力の強化が求められています。その観点から「入所時カンファレンス」の重要性は理解できますが、「充実」という言葉は、この目標を一気にあいまいにしてしまっています。まったく具体性に欠ける目標であり、成果目標にもなっていません。

また、実施計画の欄においても、「計画立案、目標の明確化、情報の共有化」と実施することの羅列です。目標管理制度における目標の立て方の基本を学んでないように思われます。

基本を理解しないで出された目標を修正した例

 入所時カンファレンスの充実

「充実」という何を目指すかはっきりしないあいまいな言葉により、目標として意味をなさないものになっている

〇 看護介護計画の利用者満足度を 4 点以上にする

「何」を「どのレベルにするか」という目指す成果を明確にした

指導と面接のポイント

　まず、「あなたが思うカンファレンスの充実って、どんな状態のカンファレンスなのかな？」と聞いてみましょう。人によって「充実」の捉え方が異なるからです。例えば、「活発に多職種が意見を言えるカンファレンスです」との答えが返ってきたとします。この回答から、充実とはカンファレンスの質、中身のことを言っていることがわかります。ひょっとしたら、いつも同じ人しか発言しないカンファレンスなのかもしれません。あるいは、データを示して終わりとなっているのかもしれません。管理者として、質に関わる要素を想定しながら質問し、明らかにしていきましょう。

　次の段階は、その質をどのように評価するかです。例えば「計画」に絞って話し合いを進め、「では、計画を評価していきましょうか。評価はどうしたらいいですかね」と対話しながら進めていくとよいでしょう。もちろん、スタッフがスムーズに話せるとは限りません。あせらずしっかりと傾聴し、場合によっては過去の事例を示しながら、仮説を立てたりしながら進めましょう。このプロセスにおいても、決して誘導せずスタッフ本人に決めてもらう、主体性を持たせて進めていくことがなによりも大切です。

25 老健の事例② 入所者家族とのコミュニケーション

　キャリア25年目の看護師。「ご家族とのコミュニケーションの充実を目指す」という目標を提出してきました。評価しにくい目標のように感じます。看護介護課長であるあなたは、こういう場合、どう指導したらよいでしょうか？

NO	個人目標	実施計画	達成期限	達成指標
1	ご家族とのコミュニケーションの充実を目指す	面会に来られたら必ず声掛けする		声掛けした回数

問題点はどこ？

　コミュニケーションの充実は、老健に限らず、一般病院においてもよく登場する目標です。特に、高齢者で認知症などがあると、なかなか入所者ご本人とのコミュニケーションがとりにくいこともあり、「ご家族とのコミュニケーション」に向かってしまうのです。この目標では、まず「充実」という言葉があいまいです。さらに、「コミュニケーションの充実」は成果目標にはなりえません。成果指標も「声かけ回数」としていますが、無理やり数値化できるものをひねり出した印象があります。声をたくさんかければ達成、ゴールではありません。達成指標も見直す必要があります。

　ここで、もう1つ考えたい大切なことがあります。そもそも、この目標では、肝心の入所者本人が置き去りにされているということです。いくら入所者とのコミュニケーションがとりにくいとは言っても、ご家族がいつもいらっしゃるわけではありません。ご家族とのコミュニケーションが良好になったとしても、それ

は、必ずしも入所者の満足度向上につながるわけではありません。「どうせ（本人の意向が）わからないから」と入所者とのコミュニケーションがおろそかになる懸念もある、ケアの質を下げかねない目標といえます。

入所者本人不在、ゴールも不明瞭な目標を修正した例

✕ ご家族とのコミュニケーションの充実を目指す

 入所者本人とのコミュニケーションをあきらめたとも受け取れる表現

「充実」は意味するところがあいまいでゴールも不明瞭で成果目標にはなりえない

働きかける対象を本人と明確にした

「本人の理解」を成果とし、評価できるよう基準を別途さだめた

〇 入所者と話し入所者の人生の物語を聞き取る（評価は聞き取った件数で評価基準は別途設定）

指導と面接のポイント

　面接では、決してこの「問題だらけの目標」を俎上（そじょう）にのせて検討することはしないでください。スタッフが立ててくる目標は、必ずしもすべてが検討に値するものとなっているわけではありません。最初に、そもそもこの目標は目標管理制度のルールに沿って正しいか、適切かを確認します。原理原則から外れている場合もたくさんあり、間違っているのであれば、面接の最初にそのことを告げます。

　そのうえで、あらためてどんな看護をしたいか、どんな成果を得たいかを聞きましょう。この事例では、コミュニケーションをあげてきていますから、そこにこだわりを持っているはずです。本来は、入所者とちゃんとコミュニケーションを取りたいはずです。簡単にあきらめず、家族とのコミュニケーションに逃げず、本当はどうしたいのか、どういう成果を得たいのかを話し合って明らかにして、目標管理制度にふさわしい目標を考えてもらいましょう。

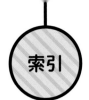

索引